运动损伤的治疗与康复研究

宋成林◎著

吉林大学出版社

·长春·

图书在版编目（CIP）数据

运动损伤的治疗与康复研究 / 宋成林著 . -- 长春：
吉林大学出版社 , 2024. 12. -- ISBN 978-7-5768-4702
-4

Ⅰ . R873

中国国家版本馆 CIP 数据核字第 2025311YK5 号

书　　名　运动损伤的治疗与康复研究

作　　者　宋成林　著
策划编辑　殷丽爽
责任编辑　殷丽爽
责任校对　杨　宁
装帧设计　守正文化
出版发行　吉林大学出版社
社　　址　长春市人民大街 4059 号
邮政编码　130021
发行电话　0431-89580036/58
网　　址　http:// www. jlup. com. cn
电子邮箱　jldxcbs@ sina. com
印　　刷　天津和萱印刷有限公司
开　　本　787mm×1092mm　1/16
印　　张　10.75
字　　数　200 千字
版　　次　2025 年 3 月　第 1 版
印　　次　2025 年 3 月　第 1 次
书　　号　ISBN 978-7-5768-4702-4
定　　价　72.00 元
版权所有　翻印必究

前　言

随着社会的持续进步和经济的快速发展，人们的生活水平大幅提升，对健康也愈发重视。为了追求健康、预防疾病，人们的运动意识逐渐增强，全民健身和群众体育活动得以持续开展。然而，体育活动运动量较大，在训练过程中体能消耗大，诸多潜在危险也随之而来。特别是在高强度的比赛和训练里，运动损伤可能对运动者的健康和运动表现产生负面影响。人们在享受运动乐趣的同时，常常要面对运动损伤的挑战。因此，运动损伤、伤后护理、自我保护及康复治疗等逐渐成为人们迫切需要了解和掌握的重要内容。制订有针对性的康复治疗计划，对于加速恢复、减少损伤复发至关重要。通过个性化定制的康复方案，能够有效扩大受伤运动者的关节活动范围，增加肌肉力量，并改善他们的心理状态。为满足人们科学运动的需求，减少运动损伤带来的困扰，我们需要进一步探索康复治疗、恢复训练在不同运动项目中的具体应用，以及怎样更好地利用跨学科团队合作，制订更全面的康复策略，以促进运动者的整体恢复和健康。

本书聚焦于运动损伤的治疗与康复研究。第一章为运动损伤概述，涵盖三个部分：一是运动损伤的概念与风险因素，详细阐述运动损伤的内涵及可能引发损伤的各类因素；二是运动损伤的预防与治疗原则，为预防和处理运动损伤提供指导方向；三是运动损伤的检查，介绍用于诊断运动损伤的检查手段。第二章是常见的运动损伤，分为九个部分，包括足部损伤、踝关节与胫部损伤、膝部损伤、大腿损伤、臀部损伤、腰椎损伤、颈椎损伤、肩膀损伤、肘部与腕部损伤，全面剖析不同身体部位常见的运动损伤情况。第三章为运动损伤的急救处理，包含五个部分：出血的急救处理，讲解针对出血状况的急救措施；骨折的急救处理，阐述骨折发生时应采取的急救步骤；关节脱臼的急救处理，介绍关节脱臼后的急救手段；心肺复苏，传授心肺复苏的关键技巧；伤者搬运方法，指导如何安全搬运受伤人员。第四章是运动损伤的物理治疗与中医治疗，分为四个部分：物理疗法，介绍各种物理治疗手段；药物疗法，阐述药物在运动损伤治疗中的应用；拔火罐疗法，讲解拔火罐在康复中的作用；针灸疗法，说明针灸对于运动损伤治疗的意义。第五章为运动康复的理论规律，分为四个部分：运动康复的运动生理学规律，从生理学角度剖析运动康复；运动康复的运动生物力学规律，依据生物力学原理阐述康复过程；运动康复的运动心理学规律，关注心理因素对运动康复的影响；运动康复的运动营养学规律，强调营养在运动康复中的重要性。第六章为运动康复的训练方法，包括六个部分：肌肉力量康复训练法，旨在增强肌肉力量；关节活动训练法，用于改善关节活动功能；平衡与协调能力训练法，提升运动者的平衡与协调能力；心肺功能训练法，强化心肺功能；核心区稳定训练法，保障身体核心区的稳定；渐进性功能训练法，通过渐进方式促进整体功能恢复。

在撰写本书过程中，笔者参考了大量文献资料，并承蒙多位专家学者的支持与帮助，在此致以诚挚谢意。本书对运动损伤的危险因素、诊断、康复治疗和运动损伤规律等内容进行了系统论述，希望能为运动康复临床工作者和运动爱好者提供有益参考。但因笔者水平有限，书中或有疏漏，诚盼广大同行不吝指正！

宋成林

2023 年 6 月

目　录

第一章　运动损伤概述

作为一个有机整体，人体内的多种组织器官，如皮肤、骨骼、肌肉等紧密协作，共同维护和保障了身体的正常运行及完整性。然而，人体器官由于外界各种因素的影响，很容易出现功能性或结构性损害，这会使得整个身体出现损伤。由于人类在体育运动中，很容易发生对抗性活动，而且还会重复性做一系列活动，所以人的身体极易出现各种损伤情况。对此，本书将对"运动损伤"进行详细论述。本章的主要内容为运动损伤概述，分为三个部分，依次是运动损伤的概念与风险因素、运动损伤的预防与治疗原则、运动损伤的检查。

第一节　运动损伤的概念与风险因素

一、运动损伤的概念

运动损伤与日常生活中的损伤并不一样。后者如摔倒损伤、滑倒损伤等，其发生都比较随机。实际上，运动项目的技术特征是导致运动损伤发生的直接原因，这与工作中的损伤比较类似。如果在运动中重复做某一类动作，或者被运动项目要求做一些动作，都有可能导致运动损伤。一些损伤的命名，正是基于相关的运动项目，如"跳跃膝"（髌腱末端病）、"网球肘"（肱骨外上髁炎）等。这些名称反映了损伤与特定运动动作之间的紧密联系。此外，训练环境、条件及水平等因素，也常常是导致运动损伤发生的重要因素。

之所以会产生运动损伤，经常是由于运动员对于运动表现得过度追求，他们为了追求卓越过度训练，导致自己退役后身体出现各种疼痛。此外，激烈的身体对抗也是导致运动损伤的常见原因，如篮球运动员在比赛中的身体碰撞，有时可能导致不可逆的损伤，即使经过治疗也无法完全恢复健康。除了上述因素，训练技术的不当使用也是导致运动损伤的重要原因之一。青少年和儿童在训练过程中，由于技术掌握不成熟或过度训练，也可能遭受运动损伤。

为了更好地预防和处理运动损伤，深入了解其成因和影响因素显得尤为重要。本书的目的在于为读者提供一个关于运动损伤与预防的系统化研究框架。本书通过整合前人的研究成果，全面梳理了运动损伤的相关概念、影响因素、病理基础及处理方法。此外，笔者还根据人体各部位的解剖学特征，结合笔者在运动损伤领域的研究成果，为读者提供了一系列实用的操作方法。笔者希望这些信息和方法能够帮助读者更好地理解运动损伤，并采取有效的预防措施，从而降低运动损伤的发生率。综上所述，本书旨在为读者提供关于运动损伤的全面知识，并帮助他们在实践中更好地应用这些知识，以促进运动科学的进一步发展。

二、风险因素

美国运动医学会是现今最权威的运动损伤风险因素研究机构，本书将根据美国运动医学协会的研究成果对如下可能增加运动损伤的风险因素进行详细分析（表 1-1-1）。

表 1-1-1　常见运动损伤的风险因素

运动损伤的内在风险因素	运动损伤的外在风险因素
肌肉失衡	热身不充分
骨位异常	不适当的难度晋级
损伤史	混淆肌肉酸痛与关节痛
肥胖	过度不受控制的速度
关节松弛	疲劳
诱发性运动障碍	大量的重复运动
长短腿	中心线不当或技术差
僵硬 / 活动范围受限	不正确的鞋类
核心稳定不足	环境因素

（一）运动损伤的内在风险因素

1. 肌肉失衡

肌肉的功能在于其能够通过形态的改变产生"力"，进而产生相应的"运动"。无论是心跳、消化、呼吸，还是跑步等人类的各类活动，只有依赖肌肉的协同作用才能够完成。肌肉分为心肌、骨骼肌、平滑肌三种。

主动肌（群）与拮抗肌（群）之间的均衡，即肌肉平衡。不同动作中，主动肌与拮抗肌是不一样的。神经控制主动肌收缩和拮抗肌拉伸从而产生运动。

然而，肌肉或者肌群很容易因为身体长时间保持某种姿势或进行不合理的锻炼而过度收缩，这使得拮抗肌过度拉伸，从而导致肌肉失衡的情况。下面几点是肌肉失衡导致的影响。

其一，影响关节活动范围（range of motion）。

这种不平衡状态就如同一个木棍的两端被不同松紧的皮筋牵拉一样，若皮筋的张力不平衡就会直接限制木棍的摆动范围。同样，肌肉失衡也将使得关节的活动范围受到影响，这在日常生活中是很容易观察到的现象。

其二，影响体态姿势（body posture）。

以日常生活中的常见场景为例，长时间伏案工作的人往往会出现肌肉失衡的问题。例如，可能出现过度收缩的肌肉有三角肌（前部）、大圆肌、胸大肌、背阔肌，而可能出现过度拉伸的肌肉有三角肌（后部）、小圆肌、冈下肌等。这种长期的肌肉失衡会导致不良的体态姿势，如含胸驼背等，这将对身体的正常生理曲线和平衡造成影响。使身体姿态得到优化并修复坐式生活导致的损害是体适能锻炼的重要目标。通过合理的锻炼和调整生活习惯，人们可以实现肌肉的平衡，恢复关节的正常活动范围，并最终达到优化身体姿态的目的。这不仅有助于人们的身体健康，还能提高人们的生活质量。

其三，影响心理状态（psychological state）。

在人类世界中，身体的肢体表达有着不容忽视的作用。例如，人们可以使用肢体语言进行沟通，透过微妙的肢体动作及表情，传达复杂的情感和意图。但当人们长时间保持某种姿势时，它不仅仅是一种外在的表达，更会对人们的内心状态产生深刻影响。在体育健身的领域中，体适能运动不仅有利于肌肉的锻炼与力量的增强，更有利于精神状态的提振。积极参与体育活动的人有一种特殊的活力与气质，这是锻炼者长期锻炼的成果展现。

心理因素在健身运动中起着决定性的作用。当人们以平静、积极的心态参与运动时，身体就能够更好地适应运动强度，实现最佳的运动状态。相反地，当心理状态不稳定时，人们不仅不能正常进行运动，甚至还可能在运动过程中出现身体损伤。一个健身者如果注意力不集中或集中注意力时间不长，就无法有效地控制自己的身体动作。同时，在进行冲撞性运动，如篮球、足球等时，他们将面临着更高的损伤风险。

其四，影响运动习惯（motor habit）。

身体一旦出现不适，就会发出疼痛的警告信号，如初期的肌肉疼痛就是身体自我保护的一种方式。如果人们忽视这些信号，持续让身体处于不平衡状态中，那么身体自己就会以新的方式来达到平衡。例如，当一部分肌肉因疼痛而无法完全伸展时，周围的肌肉纤维会为了弥补这一部分的功能而过度工作。当一只脚因为疼痛而无法正常发力时，另一只脚就会承担更多的重量和动作。这种方式虽然看似解决了问题，但实则是一种暂时缓解症状的手段，最终并不利于健康的恢复和长远的健身效果。

2.骨关节异常

骨关节异常一般包括风湿性关节炎、类风湿关节炎、退行性关节炎、强直性脊柱炎、颈椎病、腰椎病、肩周炎、骨质增生症、股骨头坏死。

（1）风湿性关节炎（rheumatit arthritis）。

风湿性关节炎非常常见，是一种急性或慢性的全身性结缔组织炎症，经常反复发作并可能影响心脏健康。关节和肌肉游走性疼痛、酸楚是其主要的临床特征。风湿热经常会表现为风湿性关节炎，引起原因主要是关节疼痛及急性发热。

（2）类风湿关节炎（rheumatoid arthritis）。

类风湿关节炎的全球发病率大约在0.5%至1%之间，相较于男性，女性更容易发病。作为一种慢性全身性自身免疫疾病，其特征为关节滑膜炎。如果滑膜炎持续并反复发作，可能导致关节内软骨和骨质的损伤，进而造成关节功能障碍，甚至导致残废。此外，全身各个器官都会受到血管炎病变的影响。

（3）退行性关节炎（degenerative osteoarthropathy）。

退行性关节炎，也被称为肥大性关节炎。老年人经常会出现的关节痛、腰痛、腿痛等问题，就是退行性关节炎。同时，由于老年人发病率较高，所以也叫作老年性关节炎。

退行性关节炎发生的主要原因在于老年性退化，随着年龄的增长，中老年人的组织器官、骨和关节组织都会发生退行性变化。特别是承重关节和多活动关节更容易发生退行性变化。退行性变化发生的主要原因为过度的负重、过度使用某些关节、糖尿病、关节内骨折，以及长期不恰当使用肾上腺皮质激素等。

（4）强直性脊柱炎（ankylosing spondylitis）

强直性脊柱炎属风湿病范畴，在我国的发病率约为 0.3%，常见于青壮年男性。该病是以脊柱病变为主要病变的慢性病，累及骶髂关节，引起脊柱强直和纤维化，造成不同程度的眼、肺、肌肉、骨骼病变，属自身免疫性疾病。近些年中医药治疗在临床上取得了进展性突破，中医四联修复再生疗法——通过药、针、浴、术四种不同的中医治疗手段，从内及外整体调理治疗，调节功能紊乱等。

（5）颈椎病（cervical spondylosis）。

颈椎病是颈椎骨关节炎、增生性颈椎炎、颈神经根综合征、颈椎间盘脱出症的总称，是一种以退行性病理改变为基础的疾患。颈椎病主要是由于颈椎长期劳损、骨质增生或椎间盘脱出、韧带增厚，致使颈椎脊髓、神经根或椎动脉受压，导致一系列功能障碍的临床综合征。颈椎病表现为颈椎间盘蜕变本身及其继发性的一系列病理改变，如椎节失稳或松动、髓核突出或脱出、骨刺形成、韧带肥厚和继发的椎管狭窄等，刺激或压迫了邻近的神经根、脊髓、椎动脉及颈部交感神经等组织，并引起各种各样症状和体征的综合征。

值得一提的是，仰泳适合颈椎病患者。由于仰泳主要依靠腰腹部发力保持躯干平衡、肩反复旋转划水、双腿鞭状交替上下打水来完成主要动作。同时，仰泳时颈部属于后仰姿势，颈椎小关节得到锻炼所以颈椎病患者比较适宜进行仰泳运动。但是，仰泳对肩部动作及双腿打水的动作要求很高，所以仰泳可能带来"游泳肩""游泳踝"等运动损伤。

（6）腰椎病（lumbar spondylosis）。

腰椎病是指因脊柱及脊柱周围软组织急慢性损伤或腰椎间盘退变、腰椎骨质增生等原因引起，在临床上表现为腰痛、腰部活动受限和腰腿痛的疾病。医学上所讲的腰椎病，涵盖了腰椎间盘突出、腰椎骨质增生、腰肌劳损、腰扭伤、腰椎退行性病变、风湿或类风湿性腰痛、腰椎结核、风寒湿性腰痛、瘀血性腰痛、湿热性腰痛、肾虚性腰痛、颈椎病等疾患。

（7）肩周炎（periarthrtis）。

肩周炎是以肩关节疼痛和活动不便为主要症状的常见病症。本病的好发年龄在 50 岁左右，女性发病率略高于男性，多见于体力劳动者。如得不到有效的治疗，有可能严重影响肩关节的功能活动。本病早期肩关节呈阵发性疼痛，常因天气变化及劳累而诱发，以后逐渐发展为持续性疼痛，并逐渐加重，昼轻夜重，肩关节向各个方向的主动和被动活动均受限。肩部受到牵拉时，可引起剧烈疼痛。肩关节可有广泛压痛，并向颈部及肘部放射，还可出现不同程度的三角肌的萎缩。

肩周炎，是肩周肌肉、肌腱、滑囊和关节囊等软组织退行性改变所引起的广泛炎症反应，以肩关节疼痛、活动受限为主要特征。关节松动这种治疗方法具有针对性强、见效快，患者痛苦小、容易接受的特点，在临床上被广泛应用。

（8）骨质增生症（bone hyperplasia）。

骨质增生症又称为增生性骨关节炎、骨性关节炎（OA）、退变性关节病、老年性关节炎、肥大性关节炎。构成关节的软骨、椎间盘、韧带等软组织变性、退化，关节边缘形成骨刺，滑膜肥厚等变化会导致骨破坏，引起继发性的骨质增生，导致关节变形，当受到异常载荷时，会引起关节疼痛、活动受限等症状。骨质增生症分原发性和继发性两种

（9）股骨头坏死（necrosis of the femoral head）。

股骨头坏死，又称股骨头缺血性坏死，为常见的骨关节病之一，大多由风湿病、血液病、潜水病、烧伤等疾患引起。坏死缘于邻近关节面组织的血液供应被破坏。其主要症状是从间断性疼痛逐渐发展到持续性疼痛，再由疼痛引发肌肉痉挛、关节活动受到限制，最后造成严重致残而跛行。激素药亦会导致本病的发生。

3. 损伤史

损伤史是影响运动损伤的重要因素。不论是运动员还是部分参与健身的人，大多数都曾在各自的运动道路上因种种原因受到身体上的创伤。值得注意的是，这些损伤若没有得到正确的认识和妥善的治疗及恢复，往往会成为再次受伤的隐患。特别是某些严重的损伤，即便经过治疗也难以完全恢复到受损伤前的状态，这无疑会在很大程度上导致未来的再次伤害。

在公众的观念中，健身活动往往被视为一种相对安全的运动方式。然而，这并不意味着人们可以轻视在健身活动中发生运动损伤的可能性。普通健身者由于缺乏足够的预防意识，往往在运动中会忽视这方面的问题。因此，健身教练应根据自己的专业知识，提前做好预防工作，确保健身者的安全。

在接触健身者时，健身教练应对其过去的损伤史进行详细了解。这样的了解不仅可以帮助教练在后续的健身计划中规避可能引发再次损伤的风险，还能加深教练与健身者之间的信任与沟通，明确教练作为健康顾问的角色。在制订个性化的健身计划时，教练所选择的运动形式，应该避免对旧伤造成进一步伤害。

4. 肥胖

现代社会中，肥胖问题已成为一个主要的健康挑战。解决肥胖问题，是许多健身者来到健身房的主要目的。作为一种慢性代谢性疾病，肥胖是由多种因素引起的，表现为体内脂肪过多堆积。

肥胖不仅是美观问题，还会导致一系列运动损伤的风险增加，如关节负担过重、心肺压力增大等。在健康管理领域，肥胖被视为仅次于吸烟的第二大健康威胁。

5. 关节松弛

四肢关节疼痛的主要原因就是关节松弛，关节松弛亦被称为关节过度活动综合征。本病是遗传性疾病，儿童期患病较为常见，对于患者的肢体活动和功能具有明显影响。"欧洲有统计数据表明儿童关节松弛的发病率在 12% 左右"[1]。

从专业角度来看，关节松弛的状态无疑会增加运动损伤的风险。当人们参与各种活动时，往往会过度依赖肌肉力量的发挥，以此来满足身体的需求，而这种强大的肌肉力量也往往会被作为运动过程中力量的上限标准。然而，由于关节承受能力的不平衡，这种过度的肌肉力量可能会带来严重的运动损伤或过劳伤。

6. 诱发性运动障碍

发作性运动诱发性运动障碍（Paroxysmal Kinesigenic Dyskinesia，PKD）由凯尔泰斯（Kertesz）首先报道并命名，是发作性运动障碍中最多见的一种类型，以静止状态下突然随意运动诱发短暂、多变的运动异常为特征。诱发性运动障碍具有遗传性特征和散发性特征。

---

[1] 贺明. 运动损伤的诊治 [M]. 北京：中国纺织出版社，2020：22.

诱发性运动障碍起病于儿童和青少年期，发病年龄从 4 个月至 57 岁，多在 6～16 岁，多见于男性。发作前少数患者可有感觉先兆，如受累部位肢体发麻、发凉、发紧等。发作常由突然的动作触发，如起立、转身、迈步、举手等，也可由惊吓、恐惧、精神紧张、过度换气等诱发。发作时患者表现为肢体和躯干的肌张力不全、舞蹈、手足徐动、投掷样动作等多种锥体外系症状。

人们尝试通过日常的体适能运动，改善诱发性运动障碍的症状，但健身教练应该深刻理解诱发性运动障碍本身是影响运动损伤的重要因素，针对特殊群体，需要更为专业的知识来确保其体适能运动的安全性。

7. 长短腿

长短腿是一种常见的下肢问题。当人体双腿长度不一时，会造成下肢结构的不协调，从而导致一系列问题的出现。通常情况下，外伤性骨折、感染性疾病、神经受损等会造成长短腿，日常生活中双足压力不均也会导致双腿不等长。这一现象不仅会影响人的步态，严重时还会导致骨盆高低不平和脊椎侧弯。可以说许多脊椎侧弯患者都有高低不均的双脚掌结构。

8. 僵硬 / 活动范围受限

肌肉紧张、痉挛（抽筋）、发胀、发硬、运动不灵活是颈部僵硬的主要表现形式，颈部僵硬通常与疲劳和颈椎病有关。当肌肉持续过度收缩时，不仅会导致血液供应减少，还会使代谢物积聚，最终引起肌肉缺血性疼痛。这种疼痛如果出现在后脑及头顶部位，可能是头部或颈椎病变引起的张力头痛。颈椎病患者可以每日做医疗体操来缓解自己的症状。

9. 核心稳定不足

针对人体躯干两侧肌肉群的练习为核心力量训练。在实际训练中，教练和健身者极不易对躯干两侧的小肌肉群进行把握。因此，只有加强核心力量的训练，才能具备核心稳定性，从而在运动训练中降低损伤发生概率。

所谓"核心"是人体的中间环节，就是肩关节以下、髋关节以上包括骨盆在内的区域，是由腰、骨盆、髋关节形成的一个整体，包含 29 块肌肉。核心肌群担负着稳定重心、传导力量等作用，是身体整体发力的主要环节，对上下肢的活动、用力起着承上启下的枢纽作用。强有力的核心肌群，对运动中的身体姿势、运动技能和专项技术动作起着稳定和支持的作用。

（二）运动损伤的外在风险因素

1. 热身不充分

热身运动在体育运动中具有不可替代的作用。它指的是在正式运动开始前，通过一系列低强度但高效率的动作，来激活即将参与运动的肌肉群。通过短时间的热身活动，可以使全身的温度得到提高，加快血液循环，并使身体各系统逐渐进入最佳状态，从而为接下来的高强度运动做好准备。

值得注意的是，如果在正式运动前未进行充足的热身运动，那么就极易引发运动损伤。有些爱好者误以为简单的拉筋动作就是热身，但这种误解可能会带来潜在的风险。单纯的拉筋动作虽然能增加关节的灵活度，从而起到预防损伤的作用，但如果针对尚未热身的肌肉强行进行拉伸，反而可能造成肌肉拉伤等不必要的伤害。因此，为了确保运动的安全性和效果，建议在进行任何形式的拉伸或高强度运动之前，先进行一段时间的热身训练，让将要参与运动的肌肉得到适当的预热，提高其温度和活动性。之后，再依据科学的指导方法进行拉筋，这样不仅能达到热身的目的，还能有效提升肌肉的柔软度，从而避免运动损伤的发生。

几组常用的热身运动方法如下。

（1）头部运动。两手叉腰，两脚与肩宽站立，脖子向前后左右做下压运动，各下压两次，完成后，脖子再往左、往右各绕圈两次。

（2）腰部运动。两手叉腰，自然站立，手与腰部一起做扭腰画圈状运动，左三圈，右三圈。

（3）直立压腿。双脚并拢直立，手掌交叉互扣，掌心向两脚背躬身下压，注意两腿绷直，重复做5组。

（4）侧压腿运动。左侧压腿躬身，左脚尖站起半蹲，左手置于左脚膝盖部，右腿侧向伸直，右手置于右腿膝盖处下压右腿，完成后换右侧压腿躬身压左腿。

（5）扩胸运动。两腿自然站立，两手向前平伸握拳，然后屈臂扩胸向后，还原到两手向前平伸握拳，手臂伸直，向两侧后方扩胸。

2. 不适当的难度晋级

近期研究揭示，许多健身者在参与体适能运动时，会比较心急地想要快点达到锻炼目标，于是会在自己各方面准备还不足的情况下进行更高难度的训练。同时，很多教练并不具备系统的运动损伤相关知识，他们并不会制止健身者，甚至可能会为其安排极易产生损伤的运动项目。甚至，许多健身者会在没有科学保障的情况下，自己给自己安排运动训练计划。

健身教练的整体水平参差不齐，有些教练缺乏相关的健康知识，因而直接导致了普通健身者在运动方面的盲目：不顾身体损伤发生的可能性，过度追求健身视觉效果。因此，随着全民健身的深入推进，迫切需要加强相关领域的研究工作，从而在保障大众身体健康的前提下，更好地提高中华民族的整体身体素质。

3. 混淆肌肉酸痛与关节痛

在运动过程中，运动者常常认为锻炼的效果表现为肌肉酸痛。在适度锻炼的范围内，肌肉酸痛是正常现象。然而，关节疼痛是运动损伤的明确信号。因此一定要学会区分它们，如果关节损伤后不加以治疗，将会导致不可逆的损伤。

一般来说，24—48 h 内，正常的肌肉酸痛就会消退，如果超出了这个期限还是很疼，那就是关节损伤。在运动或者训练过程中，当感到尖锐的疼痛时，应该立即停止该动作。

对于健身者的身体感受，健身教练需要重点关注，训练过程中要经常询问健身者的感觉，当其出现疼痛时，需要更换或调整训练动作，以保障客户的身体健康。

4. 过度不受控制的速度

大众健身运动与竞技运动存在着明显的区别。专业运动员长期面对高强度的训练和挑战极限的压力，导致部分人不可避免地带有长期的伤病。从某种角度来说，某些高竞争性的运动形式并不符合健康理念。

而大部分健身者只是为了维持健康及塑造身体形态。因此在锻炼过程中，教练不需要带领健身者过度追求训练强度。然而，人们在锻炼时可能不自觉地加快速度或提高强度，因此教练应该重点关注这些行为并适时提醒健身者，予以制止。

5. 疲劳

正如疲劳驾驶容易导致交通事故，过度疲劳的体适能训练也会急剧增加运动损伤发生的可能性。肌肉在反复工作的情况下会导致做功能力下降，这种现象就是肌肉疲劳。肌肉疲劳会在以下几个方面增加运动损伤的风险。

（1）动作变形。

过度的疲劳。会导致体适能运动动作的变形，动作变形是引起损伤的重要因素之一。

（2）肌肉力量下降。

疲劳会导致肌肉力量的下降，肌肉力量下降可能会导致肌肉损伤或者其他意外损伤，如在平板卧推和重力深蹲过程中，由于肌肉疲劳，即使采用日常重量配置也可能产生意外的损伤。

6. 大量的重复运动

在体适能训练过程中，往往会涉及大量的重复运动，其科学性要求非常高。过度的大量重复运动，对关节的损伤和对肌肉的损伤都是十分严重的。

7. 中心线不当或技术差

技术动作的准确性在体适能运动训练中扮演着重要角色。同时，在技术执行过程中，中心线的稳定性尤为关键。在运动过程中，力量主要集中在中心线上，当运动者保持直立时，能确保力量在躯干部分得到均匀分布，减少摩擦与弯折，从而降低损伤风险。相反，若中心线偏离，关节处将直接承载运动的力量，这极有可能造成运动损伤。

8. 不正确的鞋类

脚部是运动中重要的力量支撑点。虽然某些特定动作如平板卧推对脚部的压力较小或无直接压力，但在多数运动中脚部需承担较大力量。因此，如果穿的鞋类不合适，那么很容易导致运动损伤的发生。

寻找一双适合自己的运动鞋十分重要，有些厂商提供运动鞋的定制业务，在条件允许的情况下，定制运动鞋是个不错的选择。

9. 环境因素

运动训练的环境因素也逐渐成为运动损伤的影响因素之一。近年来，跑步成为一项大众热衷的运动。但由于近年来空气污染比较严重，在 PM2.5 过高的环境下进行有氧慢跑，对身体的伤害是不言而喻的。因此，很多健身俱乐部开始注重运动环境的塑造，例如，对跑步房的空气进行净化处理。

第二节　运动损伤的预防与治疗原则

一、运动损伤的预防原则

（一）加强安全教育

普及防伤观念的教育非常重要，这有利于提高运动者的预防意识，从而形成良好的体育道德风尚。在预防工作中，需要着重关注少年儿童及女性两个群体，由于经验、力量不足或者过于冲动和紧张，他们容易产生运动损伤。

（二）认真做好准备活动和整理活动

在正式运动或比赛之前，运动员应充分做好准备活动。准备活动的目的是提高中枢神经系统的兴奋性和克服自主神经的惰性。通过全身各关节、肌肉的活动加速血液循环，使肌肉组织得到充分的血液供应，增强肌肉的力量和弹性，并恢复技术动作的条件反射，为正式活动做好充分的准备。准备活动应注意以下几点。

（1）进行充分的准备活动，微微出汗为宜。

（2）根据后面的正式活动安排专项准备活动。

（3）根据身体情况、天气情况及正式活动安排准备活动的内容与负荷。

（4）着重进行易伤部位的准备活动。

（5）小心、和缓地针对损伤部位进行准备互动。

（6）做完准备活动的 1～4 min 后再开始正式活动。

（7）肌肉力量练习及肌肉伸展练习，有利于降低肌肉损伤风险。

（三）合理安排运动负荷

运动负荷的合理安排对于提升人体运动能力至关重要。若负荷不足，则无法触发生理性的超量恢复，进而无法实现运动能力的提升。反之，负荷过大则会超出人体承受范围，导致运动系统局部负担过重，并引发中枢神经系统疲劳，造成全身机能下降、注意力和警觉反应减弱、协调能力减退，增加受伤风险。长期承受过大的局部运动负荷，还可能导致慢性损伤。为有效减少运动损伤，体育指导者与参与者必须严格遵守体育运动的基本原则，并依据个体年龄、健康状况、性别、训练水平及运动项目特点，实施个性化、循序渐进的运动负荷安排。

尤其对于少年运动员和女性运动员，体育指导者更需细致考虑其特殊性。少年儿童应避免过早进行专项训练及过度参赛，不宜急于求成。合理的运动负荷安排有利于降低运动损伤的发生率，也有利于稳步提升运动者的运动成绩。

（四）正确掌握技术动作

技术动作的准确性同样至关重要。错误的技术动作不仅无法提升运动者的运动成绩，还会导致局部过度负荷，引发反复损伤。因此，在动作学习阶段，应不断调整和优化动作节奏与结构，确保其合理性，从而有效避免运动损伤的发生。

（五）加强易伤部位的练习

在参与各类运动时，强化关键部位与潜在脆弱部位的训练，是预防运动损伤的重要策略。针对不同运动项目的独特技术和战术要求，我们应针对性地加强练习，以提升相关部位的力量和稳定性。例如，增强股四头肌的力量训练，可以有效预防膝部损伤；预防腰部损伤的练习，不仅包括强化腰部肌肉的力量训练，还必须考虑到与其相拮抗的腹肌。腹肌的力量不足，可能导致脊柱过度后伸，从而增加腰部受伤的可能性。因此，加强腹肌的练习也是预防腰部损伤的重要一环。预防股后肌群的拉伤，除了锻炼其肌肉力量，还需注重加强其伸展性练习。这样的综合训练方式不仅可以增强肌肉的耐力，还可以提高肌肉的柔韧性，从而在运动中减少因过度拉伸而导致的伤害。通过针对不同部位和运动特点的专项训练，可以有效地预防运动损伤的发生。这样的训练方法不仅专业且科学，还具有高度的实用性和可操作性

同时，也应加强已损伤部位的功能练习，努力使其恢复正常水平，以避免重复性损伤。

（六）合理安排教学、训练和比赛

教练需要对训练内容进行深入研究，在训练前要做好充分的准备，保证自己

有能力应对各种突发状况，同时还要根据运动者的现实情况制订个性化方案，认真引导运动者实现稳步增长。教练要遵循循序渐进的原则，一步一步地带领运动者学习技术动作，避免过度训练导致运动者身体出现损伤。

（七）合理使用运动护具

在进行某些容易造成损伤的运动项目时，要根据运动的内容和运动者的具体情况，采取合理的保护和帮助，尤其在学习新技术动作时更应注意。教练应将正确的保护与自我保护方法传授给运动者。例如，摔倒时，要立即低头、团身、屈肘，以肩背着地，就势滚翻，不可直臂撑地；从高处跳下时，应双膝并拢，先以前脚掌着地，然后过渡到全脚掌以增加人体的缓冲作用。

合理使用运动护具和保护带可以有效地减少运动损伤的发生。特别是在对抗性较强的运动项目中显得尤为重要，如足球、曲棍球等，都需要专业护具的保护。护具的选择一定要符合专项特点，并及时更新，以达到最佳的防护效果。

（八）加强医务监督

运动者应定期进行体格检查。参加重大比赛的前后，要进行身体补充检查，以观察体育锻炼、比赛前后的身体机能变化。对体检不合格者，则不允许参加比赛。伤病初愈者参加体育活动或训练时，应取得医生的同意，并做好自我监督。医务监督一般包括以下内容。

其一，一般内容。

每天记录晨脉、自我感觉，每周测一次体重。如果晨脉逐日增加，自我感觉不良，运动成绩下降，机能试验时脉搏恢复时间延长，说明身体机能不良，应及时到医院查明原因。女性要遵守月经期的体育卫生要求。

其二，重点内容。

根据不同项目特点和运动创伤的发生规律，应特别注意观察运动系统的局部反应，如局部有无肿胀和发热、肌肉有无酸痛、关节有无肿痛等。如果有不良反应应及时请医生诊治，此时不宜加大运动负荷，更不宜练习高难度动作。另外，还应经常认真地对运动场地、器械、设备，以及个人运动服装、鞋、袜和防护用具等进行安全检查。

二、运动损伤的治疗原则

（一）现场急救原则

运动损伤的急救措施，指在运动现场即刻对受伤者实施高效、恰当的急救手段。这一举措不仅可以挽救生命、缓解伤痛及预防并发症，更可为后续的医疗救治与康复进程奠定坚实基础。

1. 保证生命安全

运动员出现损伤后，首要任务是确保其生命安全，需要迅速进行细致的伤情评估，并展开急救行动，防止伤势恶化。一旦发现伤员意识模糊，应立即呼叫急救团队，并同步开展关键生命体征测量，涵盖气道、呼吸、循环、功能障碍和暴露（ABCDE）五个方面。

（1）A：气道（airway）。气道通畅是保证呼吸功能正常的基本条件，急救时应首先检查气道是否通畅；检查气道时，应观察是否有异物堵塞，可通过听呼吸声音、感觉气流等方式。

（2）B：呼吸（breathing）。通过倾听有无呼吸声音、感觉有无气流通过伤员口鼻和观察有无胸部起伏可以作出判断，如果呼吸停止应立即进行人工呼吸。

（3）C：循环（circulation）。判断血液循环是否正常，通常采用检查脉搏的方法。一般检查腕部或颈部动脉搏动情况。如果伤员的呼吸和心搏都正常，便可以进行下一步的损伤情况检查。

（4）D：功能障碍（disability）。主要进行神经系统检查，评价神志水平、瞳孔大小和反应、眼睛运动反应。应该记录最初的检查结果，以便与后来的检查进行对比。

（5）E：暴露（exposure）。应该暴露身体受伤部位，以便观察出血、骨折和挫伤等病变。另外，要及时暴露上肢，便于测量血压。

2. 控制大出血

完成生命体征测量后，要检查有无大出血，在进行心肺复苏的同时要及时处理大出血。当组织被切伤、刺伤、撕裂、挫伤或擦伤时都可能会引起出血，常表现为外出血。肌肉拉伤、内脏破裂、肾脏挫伤时可能发生内出血。任何动脉或无法控制的静脉出血都会危及生命，如果伤员发生严重出血，立即采用下列步骤进行处理。

（1）寻求急救人员的帮助。

（2）用消毒纱布或洁净的棉布覆盖伤口。

（3）用手直接按在伤口的纱布上。

（4）抬高患肢。

（5）必要时还要处理休克。

经过以上步骤处理后，出血应该已经得到控制，如果没有停止出血，可以试着通过按压供血动脉的方式来减少出血。

3. 控制可能加重全身状况恶化的情况

在控制出血的过程中，务必警惕任何可能导致全身状况恶化的风险点。面对骨折、大出血、脊柱伤害等紧急情况，除关注直接损伤外，还需留意潜在的继发性危害。例如，骨折若未得到及时固定，断端可能伤及邻近血管与神经；持续性出血会导致机体的失血性休克；脊柱受损后，不当的固定与搬运手法也会加剧脊髓损伤风险。

当身体某部位遭受损伤时，需要重点关注受伤区域及其周边组织，这在遭遇严重骨折或创伤时尤为重要。因为此类重伤不仅会直接影响受损部位，还可能波及邻近的神经、血管，如周围组织被骨折断端刺破，会引发并发症。以踝关节扭伤为例，扭伤不仅会使韧带受损，还会伴随出血与肿胀，进一步干扰周围组织的正常运作，导致皮肤变色与局部肿胀。此外，在身体遭遇伤害、疾病或脱水等应激状态下，身体会重新分配血液以供给关键生命器官，这一生理调节机制可能会直接损害其他非关键器官，进而引发全身性组织损伤。除呼吸与心搏骤停这类紧急状况外，在休克、中暑及体温过低等状态下，身体也极易发生损伤，因此，针对这些情况须立即采取应对措施。

4. 固定受伤肢体

骨折、关节脱位和半脱位、二度和三度的韧带撕裂必须用夹板进行固定，以防止组织进一步损伤。

5. 处理局部出血

固定损伤部位后，应及时处理刺伤、裂伤或切伤后的局部出血。

（二）一般处理原则

1.开放性软组织损伤的处理原则

损伤的组织器官和恢复其（正常的）生理功能是治疗开放性软组织损伤的目的。在处理中，可以采取局部治疗手段，如止血、清创、修复组织器官和制动。处理过程中需要重点进行清创，对伤口进行清洗和消毒，然后再处理损伤部位。

2.急性闭合性软组织损伤的处理原则

急性损伤是指由于一次暴力导致的损伤。其特点是伤者可以清楚地描述损伤的时间、地点及损伤动作。急性闭合性软组织损伤多由钝力或突发性过度负荷所致，如肌肉拉伤、关节扭伤、急性腰扭伤等。

急性闭合性软组织损伤的病理过程可分为 4 个阶段：组织损伤出血、急性炎症反应、组织再生、瘢痕形成。

急性闭合性软组织损伤的治疗原则，按不同的病理过程可分为早期、中期、后期。

（1）早期处理原则和方法。

急性闭合性软组织损伤在 24～48 h 内为早期阶段。此时的损伤导致局部组织的撕裂或断裂，血管损伤出血、渗出，出现明显的炎症反应，产生明显疼痛和功能障碍。局部肿胀和炎症反应引起的血液循环障碍可压迫邻近组织，造成组织缺氧，引起进一步组织损伤。适宜的处理方法可以将这个过程对人体的影响降到最低。早期处理的主要目的是尽快止血，防止或减轻局部炎症反应和肿胀，减轻疼痛。处理原则是适当制动、止血、镇痛、减轻炎症反应等。处理方案包括保护休息、冷疗、加压包扎、抬高伤肢（PRICE）。

保护（P）：可通过夹板固定骨折部位，关节脱位、拉伤可采用其他措施加以保护，目的是减轻痛苦，促进创伤的愈合和防止再损伤。保护的另一层含义是不要轻易移动伤员，从而降低损伤加重的危险。

休息（R）：运动员受伤后要立即退出比赛，未经医生检查允许，伤者不能恢复比赛，继续运动会加重损伤。如详情不明，出现下列任何一种情况，运动员在恢复运动或训练前必须经过医生的检查和同意：功能性障碍，如不能行走、跑、冲刺、跳跃、单腿跳，运动时出现疼痛，不能投掷、抓球、击球或控制球；发热；

由于头部损伤导致头痛、记忆力下降、头晕、耳鸣、意识丧失；发生中暑或体温过低；运动时疼痛加重。

冷疗（I）：研究证明，及时降低受伤组织的温度有许多益处。损伤后的24～72 h内，冷疗可以使局部血管收缩，从而减少出血和渗出，减弱炎症反应，减轻由于充血、出血和渗出引起的疼痛和肿胀，降低组织的代谢率，减少对营养物质和氧气的需求量。可采用局部冷（冰）水浴、冰按摩、冰袋和局部喷射冷冻剂的方法。冰袋的效果最好，可以直接放在伤处。每次冷疗时间为15～20 min，伤后24～48 h内，每隔1～2 h可重复进行一次，24～48 h内不要在肿胀局部进行热疗，热疗会使血管扩张并增加局部血流量，从而加重充血和肿胀。

加压包扎（C）：加压包扎可以使组织间隙压力升高，从而减少出血和肿胀，加压包扎可以在冷疗过程中或之后进行，从损伤部位的远端向近端牢固包扎，每层绷带有部分重叠，开始部分包扎得紧一些，向上到达伤口部位时稍微松一些。冰袋可以放在加压包扎的绷带上面。另外，要经常检查皮肤的颜色、温度和损伤部位的感觉，保证绷带没有压迫神经或阻断血流。24 h后可以拆除加压包扎。

抬高伤肢（E）：在损伤后的24～48 h内，尽量使伤肢的位置抬高至心脏水平，这有助于加速静脉血液和淋巴液的回流，减轻肿胀和局部淤血。另外，如果有严重疼痛者可以使用镇痛药加以控制，受伤局部轻微的主动或被动活动，可以促进静脉血液和淋巴液回流，减轻肿胀。

（2）中期处理原则和方法。

损伤24～48 h后进入中期阶段，这时受伤部位的出血停止，急性炎症逐渐消退，但仍有淤血和肿胀，肉芽组织开始生成和侵入，形成瘢痕组织。中期处理的主要目的是促进损伤部位的修复。处理原则是改善伤部的血液和淋巴循环，减轻淤血；促进组织代谢和渗出液的吸收，加速再生修复。

常用的处理方法有热疗、按摩、针灸、拔火罐等，同时这个阶段要根据受伤情况进行适当的功能锻炼，适当使用保护支持带，使受伤组织在保护下进行主动或被动的运动，以避免肌肉、关节和韧带的再损伤

（3）后期处理原则和方法。

运动损伤后期的主要表现是损伤部位已经基本修复，临床表现已基本消失，

但功能尚未完全恢复，运动时仍感疼痛、酸软无力。有些严重病例可因肌肉粘连或瘢痕收缩出现伤部僵硬、活动受限等情况。

这一阶段的主要目的是功能恢复。处理原则是增强和恢复肌肉、关节的功能。如有瘢痕，应设法使之软化、松解。治疗方面可采取热敷、按摩、拔罐、药物治疗（如外敷活血生新剂）、中药外敷或熏洗。同时应根据伤情进行适当的康复功能锻炼，以保持机体神经、肌肉的良好功能状态，维持已经建立起来的条件反射及各器官与系统间的联系。

3. 慢性闭合性软组织损伤的处理原则

慢性损伤是指由于反复微细损伤的积累，或者由于急性损伤后处理不当、过早恢复训练，导致局部发生以变性和增生为主的损伤性病变。这类患者常无法说明损伤发生的确切时间及损伤动作。其处理原则是改善伤部血液循环，促进组织新陈代谢；注意合理安排局部负担量。因为损伤部位对运动负荷的承受能力会明显下降，如果不控制好运动量有可能导致损伤重复发生。

处理方法与急性闭合性软组织损伤后期基本相同，治疗方法以按摩、理疗、针灸、封闭和功能锻炼为主，适当配以药物治疗，如用旧伤药外敷。

第三节　运动损伤的检查

一、运动损伤的一般检查

准确诊断运动损伤，要求熟练掌握一系列必要的检查手段。这些检查手段与骨科检查基本相似，然而，运动损伤与常规骨科创伤在病因及临床表现上存在差异，因此，在鉴别常见的运动损伤及实施相应检查时，需特别关注以下几点。

（一）病史采集

在病史采集阶段，首要任务是迅速而全面地了解伤情，包括损伤的性质、位置及范围，以便进一步重点检查。这一过程中，需深入了解伤者所参与的运动项目、专项训练的年限及既往是否有过受伤经历。同时，应详细记录伤者的受伤过程、受伤原因、具体受伤时间、导致受伤的动作及伤者的主观感受等信息。此外，询问内容还应涵盖训练或比赛的组织合理性、场地的卫生条件及对手行为的规范程度等，这些因素对判断损伤原因具有重要价值。

1. 受伤时间

"一般认为骨折、脱位在 3 周以内为新鲜损伤，超过 3 周者属于陈旧性损伤。而软组织损伤，则以 3 天以内为急性期，3 天到 3 周为亚急性期，3 周之后为陈旧性损伤"[①]。在实际检查中，需要根据伤者的具体情况进行综合判定。

2. 受伤原因

在明确受伤外力方面，需区分外力是直接外力还是间接外力，同时确定外力的大小、作用方式及具体作用部位。判断的外力性质可依据受伤时的动作模式及受力情景，例如，直接撞击导致损伤的属于直接外力，而由身体其他部位受力后传导至受伤部位的则属于间接外力。外力大小的评估则需结合受伤时的冲击力强度、伤后症状的严重程度等因素进行综合分析。以肩关节疼痛为例，在诊断时需鉴别是练习悬吊类运动中转肩动作过多导致的劳损，还是投掷姿势不当等引起的损伤，这对于制订后续的治疗方案至关重要。

3. 伤后表现及处理情况

包括损伤后症状、体征出现时间，急救处理方法，治疗效果。

4. 病史

病史中应记载有无其他疾患和陈旧性损伤，通过病史了解伤者的训练情况，以及外伤对运动技术的妨碍程度。例如，髌骨软骨软化症的病人常常主诉不能半蹲但可以全蹲，准备活动时疼痛加剧而运动时疼痛减轻等症状。这些病史对正确诊断创伤很有帮助，而且对以后的训练安排也有一定的参考价值。

（二）全面体格检查

运动创伤多为局部损伤，人们往往容易忽视全面体格检查。然而，一些伤病与内脏器官密切相关，若不进行全面检查，可能会遗漏重要信息。例如，腰痛可能与胃肠道疾患、风湿病、月经不调、神经科疾患、铅中毒、肾病等有关；肩痛可能与神经、心脏、肝脏疾患等有关；足踝伤病可能与血管神经性疾患有关。这些疾病在诊断时，不能局限于局部症状，否则可能导致误诊。

①王国祥，王虎. 体育运动伤害防护 [M]. 苏州：苏州大学出版社，2017：52.

另外，还有许多腰酸腿痛与姿势不良引起的劳损有关，例如，扁平足就可以引起膝痛、腰背痛，甚至引起颈部痛，因而在检查时切不可局限于局部，否则会延误诊断。

首先要检查和记录体温、脉搏、呼吸及血压等基本体征。其次按头、胸、腹、盆腔顺序检查重要脏器情况。最后充分了解伤病的演变情况，对与伤者症状相关的系统和脏器要详细检查，包括有鉴别诊断意义的阴性体征，也应检查和记录。

（三）局部检查

局部检查有视、触、叩、听、运动、测量、特殊体征检查7项，依次进行。检查力求准确，记录要规范化。下面主要介绍望、触、叩、听4项。

1. 视诊

中医与西医在诊断过程中均高度重视视诊，这一方法在运动损伤诊断中占据核心地位。

首先，需仔细观察伤者的整体状况，包括发育水平、营养状况、身材与体型特征。这些观察能为诊断提供初步线索，例如，肥胖者更易罹患骨性关节炎，而体型瘦弱者容易患类风湿性关节炎和强直性脊柱炎。

其次，应重点关注伤者的运动功能与日常活动表现，如行走、站立、蹲起、坐卧等动作的流畅性、姿势的正确性、节律的稳定性，以及穿衣、上下楼等日常活动的完成情况。这些观察有助于评估运动损伤对伤者日常生活的影响程度。

最后，需细致观察伤者受伤部位的局部表现，包括是否存在异常现象，如凹陷、肿胀、萎缩、畸形、突起等，以及皮肤颜色、瘢痕、静脉曲张等变化。在描述这些异常时，应准确、形象地指出其部位、性质、形状、大小及变化情况，并注重两侧对比，必要时进行重复检查以确保诊断的准确性。

2. 触诊

触诊作为检查运动损伤的另一重要手段，要求检查者具备扎实的解剖学知识，熟悉骨性标志及组织深浅关系。

第一，压痛点。在检查压痛点时，应先让伤者指出疼痛位置，然后检查者用拇指从远及近、由轻到重进行多方向重复按压，以准确定位压痛点并推断伤病位置的深浅。在按压过程中，应避免一开始就对最明显的压痛点进行按压，以免引发剧烈疼痛影响检查进程和诊断准确性。此外，触诊时还需注意压痛是否伴有放射痛或牵涉其他部位，这有助于进一步明确病变部位。在必要时，可以在压痛处施以不同层次的封闭治疗，这既可以缓解患者疼痛又有助于诊断。同时，结合某些活动进行压痛检查，观察疼痛是否加重或减轻，也能为诊断提供有价值的线索。

第二，肿胀及包块。通过触摸明确肿胀及包块的边界、大小、硬度、数目及其与周围组织的关系，有无波动感等。

第三，皮肤。检查其温度、弹性、硬度、瘢痕及有无粘连、出汗情况等。

第四，异常感觉。如关节囊厚韧、皮下捻发音、骨擦音、关节错动等。

3. 叩诊

在运动损伤的检查中，叩诊应用虽然不多，但对某些伤病具有鉴别诊断的意义。其主要方法有以下两种。

第一，纵轴叩击痛。远离伤病处沿肢体纵轴叩击，软组织损伤多无轴向疼痛，而骨折则可引起疼痛。

第二，局部叩痛。用于探查深部伤病。若压痛不明显而叩击痛明显，提示病变部位深；反之，压痛明显而叩击痛不明显，则病变部位浅。另外，还可以用叩诊来检查腱反射等。

4. 听诊

第一，骨摩擦音。骨折断端如果彼此摩擦，则会产生一种粗糙的声音或感觉。由于骨膜十分敏感，故骨摩擦时会加剧伤者痛苦，甚至造成继发损伤，因此，检查者不应为了寻找骨摩擦音而给伤者造成痛苦，骨摩擦者应只作为检查过程中诊断骨折的可靠依据。

第二，骨传导音。多用于判断长骨有无骨折或骨折愈合情况。把振动着的音叉放在两侧肢体末梢对称的骨隆起部，或用叩诊锤叩击该部，同时用听筒在肢体近端的骨隆起部听骨传导音的强弱，与健侧对比其音调，判断是否正常。

第三，关节活动响声。检查者一手触摸所检查的关节，另一手使其被动活动或令其主动活动。正常关节活动响声多在关节从静止位刚开始活动时出现，声音清脆、短促，随活动可自然消失或改变，属于生理性响声。

第四，摩擦音。摩擦音发生于腱鞘或腱围。柔和微细的关节摩擦音，提示关节软骨面轻微的不光滑；粗糙的关节摩擦音通常表示骨性关节炎；尖细清脆的

"咔嗒"声，表示关节内有活动体、移位的软骨或损伤的半月板。另外，还有发生于关节外肌腱或韧带与骨突处摩擦而引起的粗钝响声，即所谓"弹响"。

（四）仪器检查

1.X射线检查

X射线检查在临床诊断中的应用极为广泛，其优势在于能提供较高的分辨率，有效捕捉微小病变，并生成可供客观记录与后续会诊、复查对比的影像资料。在运动损伤的诊断领域，特别是针对骨骼与关节问题的诊断中，X射线检查扮演着举足轻重的角色。

骨骼因富含钙质，具有较大的比重与较高的密度，对X射线的吸收能力极强，因此在X射线影像上其会呈现出浓重的白色阴影。相比之下，软组织（涵盖皮肤、肌肉及内脏）有较低的密度，在X射线影像上显示时则淡化为灰白色。

透视与拍片是X射线检查的两种类型。透视检查以其操作简便、快捷著称，并能实现动态观察，适用于四肢骨折、脱位及金属异物定位等场景的初步诊断。然而，对于有较大厚度、结构重叠复杂或形态曲折的部位（诸如头部、骨盆、脊柱），透视的显示效果则相对欠佳。拍片检查是探究骨骼与关节病变的首选方法。在进行拍片诊断时，需细致入微地观察X射线影像上的每一处细节变化，避免遗漏关键信息，以确保诊断的全面性与准确性，从而降低漏诊或误诊的风险。

正常X射线影像阅读。为了说明四肢骨的正常表现及阅读X射线影像顺序，下面以胫骨为例进行介绍：①软组织。在X射线影像上，相较于骨组织，软组织密度较低，且分布均匀。②骨骼外形及大小。骨骼的形态与解剖相一致，由于个体发育情况和性别不同，其大小也不同。③骨结构。骨结构由骨质、骨膜等组成。如果观察到骨膜的影像，则表示存在异常，有可能是反应性骨膜再生，这种病症通常由骨外伤、炎症等引起。就骨密质而言，其正常状态在X射线影像上表现为密度极高，环绕骨骼四周。骨干中部有着最厚的骨密质，向两端延伸的过程中其会逐渐变薄，关节面的骨密质只有薄薄一层（指关节处为特殊情况）。骨密质的内缘连接着海绵骨，其边缘较粗糙，无法分辨清楚；而外缘则显得光滑且锐利。在肌肉附着处，可能会有局部的凹陷（骨沟）或隆起（骨嵴）。骨密质内为骨松质，骨干部分较为稀薄的骨质结构，因被骨皮质遮蔽，通常不易在影像中显现。而在骨骺端，骨松质的数量较多，可以在 X 射线影像上观察到交错排列、形似海绵的骨小梁。④关节。关节腔是关节软骨和关节囊滑膜层围成的密闭腔，包括关节软骨、关节间纤维软骨及真正较狭窄的关节间隙。但由于软骨不显影，所以在 X 射线影像中统称为关节腔，它的密度与伤者年龄和受伤部位有关，如有增宽或变窄都表示异常。关节面由骨密质覆盖，外缘光滑锐利。滑膜正常时不显影，积液时肿胀显影。韧带一般不显影，大关节附近偶尔可见到，发炎及外伤后，影像模糊，有助于早期诊断。关节附近脂肪阴影位于软组织之间，呈透明性密度减小区，如发现变形、模糊、消失时为异常。

四肢与关节 X 射线影像分析。骨与关节疾病很多，X 射线表现也较复杂，但只要仔细分析，掌握基本的病变，再结合生理、病理知识及临床的各种材料就能确诊，分析时可从 6 个方面进行：软组织的异常、骨外形的异常、骨大小的异常、骨膜的异常、骨质的异常、关节的异常。

脊柱的 X 射线影像阅读与分析。要想正确地判断脊柱的异常情况，必须对正常的 X 射线影像有一个清楚的认识。脊柱一般由 7 个颈椎、12 个胸椎、5 个腰椎、5 个骶椎及 4 个尾椎构成。除第一、二颈椎外，其余椎骨均有共同点，即每个椎骨由椎体、椎弓、棘突、横突、关节突组成。从正位影像看，脊柱成一条直线，各椎体自上而下逐渐增大（但第五腰椎例外），棘突在其中间，横突位于椎体两旁，在棘突与横突阴影之间，可见椎弓根的横断面阴影，重叠在椎体两侧呈卵圆形，由椎弓根横断面上下方各可看到上、下关节突。上、下关节突相接处形成骨凸关节。在侧位影像上，初生婴儿仅有 1 个向后弓出的弯度，待儿童能站立时，便显示 4 个弯曲：颈椎突向前，胸椎突向后，腰椎突向前，而骶椎突向后。

除第一、二颈椎外，各椎体呈方形，上、下几乎呈平面，在椎体后面，有脊髓通过的腔道，显示密度降低阴影。椎体之间，呈带状密度降低区，即椎间隙为椎间盘所在之处，每个椎间隙宽度与其上、下相邻的椎间隙比较，几乎等宽，如果有某一椎间隙突然明显变窄即为异常，但第五腰椎与第一骶椎间的椎间隙通常较窄，如不合并其他征象，则并无特殊意义。脊柱病变的 X 射线分析如下：①脊柱的曲度异常。正位影像上多表现为侧凸，在侧位影像上表现为曲度加大或变直，或呈与正常曲度相反方向之前凸或后凸。②椎体形状的异常。其一，椎体楔状变形表现为先天性病变，如半椎体、软骨发育不全；外伤性，椎体压缩性骨折；少年性椎体骨软骨病；感染，如结核、化脓、伤寒等；各种原因所致骨质稀疏、骨质软化及甲状旁腺功能亢进；肿瘤及网状组织细胞增生症。其二，椎体弥漫性变扁畸形，凡脊椎已有病变加之持续性压缩均可导致弥漫性变扁畸形。③椎体结构的异常。椎体密度增高的病变表现为肥大性骨关节病、成骨细胞肿瘤、畸形性骨炎、石骨症等；密度降低的病变表现为骨质破坏性病变，如感染、肿瘤、血液病；各种原因致骨质稀疏、骨质软化及甲状旁腺功能亢进。但应注意，不少疾病（如化脓性脊椎炎、白血病、神经性关节病）常常既有骨质破坏又有骨质增生。④椎间隙的异常。椎间隙变窄，常见于感染（结核最多）、椎间盘病变、神经性关节病，肿瘤不侵犯椎间盘，可鉴别诊断；椎间盘的椭圆形扩张呈严重的骨质稀疏、骨质软化及甲状旁腺功能亢进症；当髓核向椎体内脱出时，可于椎体边缘形成密度降低的结节影像，称为许莫氏结节。椎间盘钙化可见于褐黄病、维生素 D 过多症、椎间盘退行性病变、老年生理钙化；椎间盘可先天性缺损；椎间盘内真空现象呈透明线状影。⑤椎旁软组织异常。正常情况下咽喉部、胸部、腰部均有软组织阴影，但都无局限性鼓凸或增大的改变。但当患结核合并寒性脓肿时，可见到软组织阴影的局限鼓凸增大。⑥脊柱的附件异常。腰椎峡部断裂，多发生在第五腰椎；骨凸关节模糊、消失或强直多见于类风湿关节炎；棘突、横突及第二颈椎齿状突骨折；棘突宽度的变异表现为棘突过窄可发生不正常的后伸，过宽可产生假关节而引起关节炎；腰骶部骨凸关节不稳定为矢状位最稳定，冠状位活动范围大，最不稳定，易劳损，介于二者之间者为斜位。⑦椎间孔及其周围骨质的异常。⑧椎弓根及椎弓根间的距离异常。

2.CT 临床诊断

螺旋 CT 扫描是当前应用 CT 机的代表。它在不损失空间分辨率和密度分辨率的情况下，大幅缩短了扫描时间，扩大了扫描范围。可观察到脊柱病变、脊柱外伤的 CT 表现，包括压缩性骨折、爆裂骨折、骨折脱位和复杂骨折等。

CT 是脊柱疾病中的重要检查方法。由于它有良好的密度分辨率，因而可使椎骨及椎管内外的软组织结构显形。用横断面扫描、多平面形象重建及 CT 脊髓造影等技术，充分展示了脊柱的复杂结构，能清楚地观察到椎管及神经孔的形态和大小、椎骨及椎间关节的结构、脊髓、神经根、蛛网膜下腔、大血管及椎旁肌肉等软组织结构。有时可代替常规脊髓造影及其他常规 X 射线检查，而且有些信息是通过常规检查无法获得的。此外，CT 的密度测量可估计骨内的矿物质含量。

脊柱的 CT 检查方法有以下几种。

（1）普通检查（横断面扫描）。普通检查要注意以下几点。一是病人体位，检查各段脊柱均取仰卧位，用支持及制动装置屈髋、屈膝，以减小腰前突，对腰前突及腰骶角明显者可适当垫高臀部、屈颈以减小颈前突。二是扫描平片确定，用扫描平片标示所检区域的位置，决定扫描范围，以及指示扫描架角度，以获得最佳的扫描平面，这在检查椎间盘时尤为重要，一般用侧位影像即可。三是层厚，由于骨结构具有较高的对比度，因此获得较高质量的骨结构影像重点在于提高空间分辨率，所以采用 1.5～5.0 mm 的薄层，而且这也适合多平面形象重建，椎管内软组织的对比度低，故须提高密度分辨率，用 5～10 mm 的层厚及高度可以获得较好的密度分辨率。四是扫描时间，以 8～10 s 为宜，较短的扫描时间会降低空间分辨率及密度分辨率，扫描时病人应停止呼吸。五是窗宽和窗位，在观察影像时要随时调节窗宽及窗位，以便显示不同密度的组织及病变，显示骨时用（200～300）/2000 HU，显示软组织时则用（30～50）/（250～500）HU。六是图像放大，为了便于观察，须将原始图像放大 15～20 倍。

扫描方法具体可分为 3 类。一是 5 mm 扫描，此法可以观察骨及软组织，从横断面扫描获得的矢状、冠状及斜面的多平面重建，对诊断椎管及骨结构的异常很有价值，如椎管狭窄、骨关节病、脊椎滑脱、脊髓肿瘤及炎症等。二是 3 mm 扫描，3 mm 间隔重叠扫描，使 X 射线束平行于椎间隙，用于观察椎间盘、神经孔及侧隐窝，此法对于检查椎间盘脱出很有用；三是 1.5 mm 扫描，X 射线束平行于椎间隙，此法主要用于颈椎间盘脱出，但薄层扫描须增大电流密度，从而增加管球的负荷。

（2）特殊检查。多平面形象重建时见到，从横断面扫描获得数据后再进行矢状、冠状及任一斜面的多平面形象重建，有利于观察复杂的脊柱结构，如小关节的重建，可清晰显示小关节结构，神经孔的重建，可了解神经孔的大小、形态及其周围骨结构。

（3）造影检查。静脉造影增强，可显示正常血管结构及证实多血管性病变，对椎旁、脊柱及椎管内肿瘤的诊断有一定价值，有助于髓内肿瘤与其他髓内肿块的鉴别，如对脊髓的星形细胞瘤、室管膜瘤及成血管细胞瘤的造影均有明显增强效果，而对慢性炎症、囊肿及脊髓积水则不增强。鞘内造影增强，椎管内软组织有限，因此在平扫时无法观察椎管内结构，可将碘剂注入蛛网膜下腔，使脑脊液密度增高，对于硬膜囊内的脊髓及神经根结构显示很清晰，此法又称为 CT 脊髓造影。

3. 磁共振成像临床诊断

磁共振成像（MRI）扫描是一种可以对人体进行解剖学、病理学、分子学分析的有效检查工具，可观察脊髓脊柱疾病、关节疾病、脑外伤疾病、血管性疾病等。

4. 核医学临床诊断

核医学临床诊断是用放射性核素诊断、治疗疾病和进行医学研究的医学学科。一次成像完成采集、显示全身各部位的放射性分布，形成一帧完整影像。常用于全身骨骼显像、全身骨髓显像、肿瘤病灶全身转移显像等。

5. 超声诊断

超声诊断是利用超声波的物理特性和人体器官组织声学特性相互作用产生的信号，将其接收、放大和信息处理后形成图形、曲线或其他数据，以此进行诊断。

6. 肌电图

肌电图（EMG）是一种应用电子学仪器记录肌肉静止或收缩时的电活动，及应用电刺激检查神经、肌肉兴奋及传导功能的方法，是记录神经和肌肉生物电活动以判断其功能的电诊断方法。

7. 表面肌电图

表面肌电图是一种无创的操作方便的神经肌肉功能检查方法，因其不受体位、姿势等影响，故又称动态肌电图。表面肌电图具有无创、操作简单、易接受等特点。目前，表面肌电图已广泛应用于运动医学、康复医学、脊柱外科等方面，在相关疾病的诊治方面具有重要价值。

8. 关节造影

在遇到一些没有肯定症状和体征的临床诊断时，采用关节造影可以提高其诊断准确率。造影可用气体或碘液，但目前多用二者并用的关节双重对比造影，反差大、对比度强，容易显示关节内的病损变化。

9. 关节镜探查

关节镜是一种观察关节内部结构的棒状光学器械，直径 5 mm 左右，是医生用来诊治关节疾患的内窥镜。

二、运动损伤的特殊检查

（一）颈部损伤的特殊检查法

1. 椎间孔挤压试验

伤者坐位，头稍后仰并向患侧屈曲，下颌转向健侧，检查者用手按压其头顶，如果引起颈痛，并且该侧上肢发生放射性疼痛，则视本试验结果为阳性。见于颈椎椎间盘突出症或神经根型颈椎病。其机制在于通过侧弯后伸缩小椎间孔，挤压使椎间孔更加狭窄，加重对颈神经根的刺激，引起放射痛。

2. 分离试验

伤者坐位，检查者一手托其下颌，一手托其枕骨部，用力向上牵引，若患侧颈、肩、臂、手疼痛或麻木减轻，即为阳性。临床意义与椎间孔挤压试验相同。其作用是拉开狭窄的椎间孔，减轻对神经根的挤压和刺激，减轻疼痛。

3. 颈神经根牵拉试验

伤者坐位，检查者立于患侧，一手置于患侧头部，另一手握腕部做反向牵引，如果出现手指麻、疼痛即为阳性。试验机制为牵拉神经根，观察有无反射性串痛，见于颈椎病、颈神经根炎等。

4. 吞咽试验

伤者坐位，令其做吞咽动作，若出现吞咽困难或颈部疼痛为阳性。如伤者能准确说出平日吞咽长时有疼痛，也为阳性。主要是颈椎骨折、脱位、颈椎结核、肿瘤等引起软组织肿胀，造成吞咽困难或疼痛。

（二）腰部损伤的特殊检查法

1. 直腿抬高试验

在进行坐骨神经受压评估时，常采用直腿抬高试验。具体操作如下：伤者取仰卧位，双腿伸直。首先，让伤者尝试主动抬高一条腿，随后检查者辅助进行被动抬高。在此过程中，检查者一手固定伤者膝盖，确保膝关节伸直；另一手托住足跟，缓慢而均匀地抬高患肢。正常情况下，抬腿角度应达 70° 以上。若无法达到此角度，并伴有沿坐骨神经路径的放射性疼痛，则视为直腿抬高试验结果为阳性，提示坐骨神经可能受到压迫。此现象通常由于直腿抬高动作增加了坐骨神经的张力，进而加剧了对神经根的压迫，多见于腰椎间盘突出症。直腿抬高试验是所有坐骨神经紧张试验的基础，但需注意排除腘绳肌和膝关节囊牵拉对结果的干扰。

抬腿的具体角度或足跟与床面的距离，可作为评估伤病程度的参考指标。抬高受限越显著，表明坐骨神经受压越严重。

2. 直腿抬高加强试验

直腿抬高加强试验又名足背伸试验，在上述直腿抬高的同一高度，当患者不注意时，突然足背屈，此时因坐骨神经更为紧张，引起大腿后侧的剧烈疼痛，借此可与髂胫束及腘绳肌造成的直腿抬高受限进行鉴别。由于屈踝时，可加剧坐骨神经及腓肠肌紧张，对小腿以上筋膜则无影响。

3. 屈膝髋试验

伤者仰卧，检查者使其两膝、髋尽量屈曲；然后向头部推，再往下压，使臀部离开床，使腰骶部发生前屈运动。下腰部软组织劳损或腰骶椎有病变时若感到疼痛，视为屈膝髋试验结果阳性。

4. 拾物试验

在对小儿腰部前运动检查时，由于小孩子比较活泼，难以配合检查，所以经常会用到拾物试验。要求小儿站立，让其从地上拾起物品。正常情况下，小儿会微屈双膝，弯腰俯身完成动作。若腰部存在异常，则可能表现为双膝关节完全屈曲，而腰部保持挺直，用手勉强接近物品，这表明其脊柱僵硬或活动时伴有疼痛。

5. 俯卧背伸试验

俯卧背伸试验也是评估腰部病变的有效方法。伤者俯卧，双腿并拢，双手交叉置于颈后。检查者按住其双腿，引导伤者主动抬起上身，并在其背部施加额外压力以进行抗阻力背伸。若背肌或腰椎小关节存在病变，伤者会感到疼痛，此为试验结果阳性表现。

6. 直腿抬高健肢牵拉试验

患肢做直腿抬高试验呈阳性时，固定其躯干，再用力向下牵拉健肢，若患肢疼痛减轻或可再抬高，则说明脱出的腰椎间盘可移动，牵引治疗有效。若不能再抬高，则腰椎间盘可能有粘连或固定性突出。

7. 屈颈试验

伤者仰卧，检查者一手按定其胸骨不动，另一手托其头部枕后，缓慢用力使伤者头部前屈，如果出现腰痛及坐骨神经痛则试验结果为阳性。若引起坐骨神经痛，表明有神经根受压；若脊柱局限性疼痛，表明该处有骨折或韧带损伤。

8. 仰卧挺腹闭气试验

操作程序按病情不同，分为以下四步。

第一步，伤者仰卧，两手置于腹部，以枕部及两足跟为着力点，将腹部及骨盆用力向上挺起，伤者立即感到腰痛或患肢放射痛则试验结果为阳性，若此时疼痛部位不明显，则可进行第二步试验。

第二步，伤者仍维持挺腹姿势，深吸气后，用力闭气直至脸部潮红 30 s 左右，若患肢有放射痛则试验结果阳性。

第三步，伤者在挺腹姿势下用力咳嗽，若患肢有放射痛则试验结果阳性。

第四步，在挺腹姿势下，检查者用两手加压两侧颈静脉，若患肢有放射痛则试验结果阳性。

以上操作依次进行，若出现阳性反应就不必再进行下一步检查。其机制为胸腹内压增加，从而使椎管内压力上升，若已有神经根受压则加重刺激而发生疼痛。

9. 股神经牵拉试验

伤者俯卧，伸直双腿，检查者按住并固定患者的骨盆，另外握住其踝部，屈膝伸髋，从后牵起其大腿。如果出现疼痛，则试验结果为阳性，伤者可能患有腰椎间盘突出。

10. 梨状肌紧张试验

伤者仰卧，四肢伸直，被动内收内旋患肢，再在此基础上要求伤者进行外展外旋的抗阻运动。若出现坐骨神经放射痛，让其放松并立刻进行被动外展外旋，如果疼痛消失，视为阳性结果，这表明可能存在坐骨神经受压的情况。

（三）骶髂部损伤的特殊检查法

1. "4"字试验

伤者仰卧，将患肢的足部放在对侧膝关节处，此时患肢髋关节处于屈曲、外展、外旋位。若腹股沟部疼痛，表示病变在髋关节或在髋部周围的肌肉。当该髋关节屈曲、外展、外旋达到最大限度时，股骨与骨盆已相对固定，此时，可把一手放于屈曲的膝关节处，另一手放于对侧髂前上棘前面，然后两手向下压，这样可把力量加在骶髂关节上使其产生活动，在检查中，若伤者感到疼痛加重，那么病变可能在骶髂关节处。此试验不仅可以检查髋关节，还可以检查骶髂关节。

2. 床边试验

伤者仰卧，将双腿屈曲靠近胸部，然后将伤者移至床边，一侧臀部放在床外，引导伤者将外侧的腿放在床边下垂，另一腿仍屈曲，检查者一手按住健侧膝部以固定骨盆，另一手把患腿移至床外并使其过度后伸，如骶髂关节痛即试验结果为阳性。表示骶髂关节扭伤劳损，或患有类风湿关节炎。

3. 单腿跳跃试验

伤者保持站立姿势，先用未损伤的腿进行跳跃，之后再用受损的腿跳跃，如果无法跳起或者骶髂部感觉到疼痛，则试验结果为阳性，表明骶髂关节错缝或者存在其他症状。

4. 提腿伸髋试验

伤者俯卧，检查者一手按压骶髂关节，另一手握住患侧踝部或托住膝部，将患侧大腿向上提起，使髋后伸，若骶髂关节有伤病，则会产生疼痛。

5. 坐位骨盆旋转试验

伤者坐位，两膝靠拢；检查者用两大腿内侧夹住其两膝稳定骨盆，再用两手扶住伤者双肩，使其躯干左右旋转活动，骶髂关节有疾患则病侧会发生疼痛。

6. 骨盆分离试验

伤者仰卧位，检查者双手分别按压在其左右髂前上棘处，用力向外侧分开，患处产生疼痛则试验结果为阳性。见于骶髂关节伤病、耻骨联合炎症等。

（四）肩部损伤的特殊检查法

1. 杜加斯征

杜加斯征，亦称搭肩试验。在正常情况下，个体能够将一手自然搭在对侧肩上，同时肘关节能紧贴胸壁。然而，当肩关节发生前脱位时，内收动作受限，尝试将损伤侧手臂搭至对侧肩上时，肘关节将无法紧贴胸壁；反之，若肘关节紧贴胸壁，则手臂无法顺利搭至对侧肩部，此现象表明试验结果为阳性，即有肩关节前脱位的可能。

2. 肱二头肌长头腱紧张试验

肱二头肌长头腱紧张试验，亦名叶加森试验。测试时，伤者需将患肢肘关节屈曲至90°，前臂保持在旋前位，随后在抗阻状态下用力旋后并屈肘。若在此过程中，肱骨结节间沟区域出现疼痛，即试验结果为阳性，表明肱二头肌长头肌腱可能受损或伴有腱鞘炎。

3. 恐惧试验

对于习惯性肩关节脱位的诊断，可采用特定体位下的肩部活动测试。检查者站立于患侧，一手对伤者的肩部进行稳固，另一手握持其前臂，尝试被动外展及外旋患臂。若伤者害怕并拒绝进行进一步的肩部活动，则试验结果为阳性，表明存在习惯性肩关节脱位。

4. 落臂试验

将患肢被动外展至90°，随后指示伤者主动、缓慢地将患肢放回体侧。若患肢无法平稳下放，而是突然坠落，即试验结果为阳性，表明存在肩袖损伤。

5. 痛弧试验

伤者保持肩部外展或被动外展状态，当外展角度达到60°至120°范围时，在肩峰下冈上肌肌腱会产生摩擦，引发肩部疼痛，这一特定角度范围内的疼痛被称为疼痛弧，可诊断为阳性。

（五）肘部损伤的特殊检查法

1. 米勒试验

米勒试验也常被称为网球肘试验，是一种用于诊断网球肘的医学检查方法。在进行此项试验时，伤者需首先需要在旋前位屈肘、屈腕并屈指，随后，检查者需要轻轻地帮助伤者慢慢伸直其前臂。若在此过程中，伤者感到肱骨外上髁处出现疼痛，那么这一试验的结果就被判定为阳性，表明伤者可能患上了网球肘。

2. 伸腕抗阻试验

在此测试中，患者的伤肘需保持微屈状态，前臂旋前，腕关节屈曲。此时，检查者会在腕背侧施加外力，要求患者对抗外力进行背伸腕关节的动作。若患者在执行此动作时，肱骨外上髁处出现疼痛，则该试验结果为阳性，表明患者可能患有网球肘。

3. 抗重力伸肘试验

伤者保持站立，并把自己的腰弯下，同时平举自己的上臂，手掌向上，将自己的肘部主动伸出，如果无法完全伸直，且在肘后感觉到疼痛，则该试验呈现阳性结果。这说明患者的肱三头肌止点部可能发生了断裂，或者尺骨鹰嘴处可能出现了撕脱性骨折。

4. 肘后三角与肘直线

肘关节屈曲时，肱骨内外上髁和鹰嘴的最高点呈等腰三角形，顶尖向下。当肘伸直时，点在一条直线上。肘关节脱位时，三角形的尖端变为向上；如果是侧脱位，三角形的腰线不等长。

5. 肘关节副韧带检查

首先，伤者将肘伸直，检查者一手推住肘的外侧，另一手使前臂外展，内侧出现疼痛为阳性，表示内侧前束副韧带撕裂，如开口感活动无阻力，为内侧前束断裂。其次，伤者将患肘屈曲90°，同样按上述方法检查，内侧痛为阳性，表示内侧后束副韧带撕裂，如果开口干活动无阻力为内侧后束断裂。同样方法，可以检查肘关节外侧副韧带。

6. 肘外翻挤压试验

伸直肘部，或者使其弯曲150°，然后用一手抵住肘外侧作支点，再将前臂外展，若肘外侧出现挤压痛，则试验结果为阳性。多属肱骨小头剥脱性骨软骨炎或滑膜炎。桡骨小头骨折也可呈阳性结果。

（六）腕手部损伤的特殊检查法

1. 屈拇指握拳尺偏试验

患手拇指屈曲，其余4指包住拇指、握拳，腕主动或被动尺侧倾斜，桡骨茎突处出现疼痛为阳性结果。表明伤者患有桡骨茎突部狭窄性腱鞘炎。

2. 三角纤维软骨盘挤压试验

检查者一手握住伤者前臂下端，另一手握住患手，使腕关节做极度屈曲、旋前和尺偏，形成旋转挤压的力量，腕关节尺侧痛为阳性结果。或者腕背伸尺偏做支撑动作时，尺骨远端侧方引起疼痛为阳性结果，表面有腕软骨盘损伤。

（七）髋部损伤的特殊检查法

1. 髋屈曲挛缩试验

伤者仰卧，尽量屈曲健侧髋膝关节，使大腿贴到胸壁，使腰部紧贴于床面上，再让伤者伸直患肢，如患肢不能平放于床面上或平放于床面上时出现代偿性腰部前突，即试验结果为阳性，说明该髋有屈曲挛缩畸形，髋关节强硬强直，如结核、类风湿关节炎、髂腰肌肌腱炎等。患肢大腿部与床面形成的角度，可被视为髋屈曲畸形的角度。

2. 单足站立骨盆倾斜试验

单足站立骨盆倾斜试验是评价臀中肌肌力和先天性髋关节脱位的方法。伤者保持站立，检查者站立于伤者后面，观察髂后上棘上方的皮窝。正常时，两腿平均负重，两侧皮窝呈水平位。然后让伤者单腿站立，保持身体直立。当一腿离开地面时，负重侧的臀中肌立即收缩，将对侧骨盆抬起，表明负重侧臀中肌肌力正常，若不负重侧的骨盆不能抬高，甚至下降，则意味着负重侧的臀中肌无力或功能不全，或为先天性髋关节脱位。如果双侧均呈现阳性结果，则伤者行走时上身左右摇摆，呈"鸭步"状态。

3. 下肢短缩试验

下肢短缩试验又称为艾利斯征，伤者仰卧，两腿并拢屈髋、屈膝、两足并齐，观察两膝高度，若患腿低落则为阳性结果。说明肢体短缩，表明该侧髋关节后脱位，或股骨，或胫骨，某一骨有骨折短缩。

4. 望远镜试验

望远镜试验又称为套叠征。伤者仰卧，伸直下肢；检查者一手的手掌固定其骨盆，其指端须触及同侧大粗隆处，另一手握大腿膝，反复上推下拉，如有过多的上下活动移位为阳性结果，见于髋脱位。

5. 过伸试验

过伸试验又称为腰大肌挛缩试验。伤者俯卧，患膝屈曲90°；检查者一手握踝部将下肢提起，使髋关节过伸，若骨盆随之抬起则试验结果为阳性。说明髋关节不能过伸，见于腰大肌损伤、腰大肌脓肿，或髋屈曲挛缩畸形、髋关节早期结核、髋关节强直等。

6. 蛙式试验

蛙式试验又称为双髋外展试验。伤者仰卧，屈髋屈膝，检查者使其两髋关节外展外旋。正常婴儿此时两膝都能接触床面，若不能则为阳性结果，为先天性髋脱位。对成人运动创伤检查，在于比较两侧髋关节的外展、外旋程度是否相同。

7. 托踵试验

伤者仰卧，检查者以手托起其患肢足跟，正常者可以足趾向上朝天；若有股骨颈骨折，或股骨粗隆间骨折，或偏瘫伤者则因重力作用足向外旋，则试验结果为阳性。

8. 髋外展试验

伤者侧卧，患侧肢体在上，引导伤者自动伸直上侧肢体，然后髋关节外展。臀中肌麻痹或松弛时，不能完成外展动作，试验结果为阳性。

9. 髂胫束挛缩试验

伤者侧卧，健肢在下并屈髋屈膝，以消除腰椎前凸。检查者一手固定其骨盆，另一手握患肢踝部屈膝到 90°，并向后方牵引使髋完全伸直，患肢与躯干处于同一直线，正常时其膝可接触床面。如有髂胫束挛缩时，则内收受限，膝不能接触床面或内收时引起腰椎向上方凸；若使膝伸直并迅速去除支持，则因髂胫束紧张，患肢会被动维持于外展位而不下落，并可在髂嵴与大粗隆间摸到挛缩的髂胫束，这些均征阳性结果。

（八）膝部损伤的特殊检查法

1. 浮髌试验

伤者仰卧，患膝伸直，股四头肌放松，检查者一手掌紧压髌上囊，拇指和食指压迫髌骨两侧，使关节内液体积聚于髌骨之下，用另一手的食指向下按压髌骨，若感到髌骨在叩撞股骨髁后立即弹回为阳性结果，表示关节内有较多积液。

2. 髌骨研磨试验

伤者仰卧伸膝放松，检查者用手掌按压推动髌骨，使髌骨与股骨间产生摩擦；进而再使其屈伸膝关节，若髌骨间有粗糙的摩擦感并伴有疼痛，表示髌、股间软骨软化或骨性关节炎，或滑膜皱襞综合征等。

3. 伸膝抗阻试验

伤者仰卧屈膝，检查者前臂放于患膝腘窝后侧，另一手按压其小腿前方，给予一定阻力，让伤者主动用力，使膝关节由屈位逐渐伸直，出现疼痛或打软为阳性结果。原因可能包括髌骨软骨病、髌腱腱围炎、股四头肌止点末端病、髌骨关节炎等。

4. 推髌抗阻试验

伤者坐于床边，检查者用一腿压患膝小腿加阻力，用一手肘部置于膝腘窝处，另一手向侧方推髌骨，再让伤者伸膝，如果过程中出现疼痛，推髌骨时疼痛加重或减轻甚至消失，都为阳性结果。表明髌骨或股骨关节软骨一侧有病变。

5. 单足半蹲试验

让伤者用患肢支撑蹲起，出现膝痛或膝软即为阳性结果。见于髌骨软骨病、关节炎、髌腱腱围炎、半月板损伤、滑膜嵌顿等。此试验仅适用于青壮年，老年体弱者难以完成单足半蹲动作。

6. 髌骨抽动试验

伤者仰卧，伸膝放松，检查者用手指按压住髌骨上缘，让伤者主动收缩股四头肌使髌骨突然向上滑动，髌、股之间产生摩擦，若髌骨下出现疼痛则试验结果为阳性，意义同于髌骨研磨试验。

7. 髌腱紧张试验

伤者仰卧，患膝伸直放松，检查者按压伤者髌骨下的髌腱，若出现疼痛，可令伤者主动做股四头肌收缩使髌腱紧张，若仍有压痛，则病在髌腱；若压痛减轻，为髌下脂肪垫伤病。

8. 膝关节分离试验

膝关节分离试验又称为侧方挤压试验、侧副韧带紧张试验等。伤者仰卧，患膝伸直，检查者一手按住膝关节外侧（或内侧），并向对侧用力推，另一手握住患肢踝部向内侧（或外侧）掰小腿。使内侧或外侧副韧带紧张，如果外侧（或内侧）发生疼痛即为膝外侧（或内侧）副韧带损伤。如果同时松动则为该韧带断裂。由于有纵束和斜束2个部分，有时需要稍屈膝才能检出阳性体征。

9. 抽屉试验

伤者仰卧，屈膝约 90°（此角度交叉韧带最松弛），足平放床上，下肢肌肉放松，检查者用自己的臀部固定伤者足部，以防止足前后滑动，双手握住小腿上端做前拉或后推动作。小腿近端过度前移，表示前交叉韧带断裂或松弛；过度后移，表示后交叉韧带断裂或松弛。

10. 回旋挤压试验

回旋挤压试验又称为麦氏征试验，回旋挤压试验是检查半月板损伤最常用的方法，其做法等于重复损伤机制。伤者仰卧，双下肢伸直，如检查内侧半月板，检查者一手扶膝前部，先将关节屈曲到最大限度外旋，外展小腿，然后缓慢伸膝，发生弹响、疼痛为阳性，如果小腿内收、内旋，可检查外侧半月板损伤。

11. 膝关节旋转提拉研磨试验

伤者需采取俯卧姿势，屈曲受损伤膝关节。检查者双手握住患者足部，施加力量向下挤压膝关节，并将其向外侧或内侧旋转。若在关节间隙处出现疼痛感，这可能表示半月板存在损伤。为确保诊断的准确性，需在不同屈伸角度下进行反复检查与比较。若在向上提拉小腿的同时进行旋转操作而引发疼痛，这通常表明关节囊及韧带处有损伤。

12. 半月板前角挤压试验

检查者需使伤者的患侧膝关节由屈至伸进行被动运动，同时用拇指按压其半月板前角位置。通过两侧的对比，若出现特殊的疼痛感（阳性反应），则表明该处半月板可能存在损伤。

13. 膝关节过屈过伸试验

伤者需采取仰卧姿势，检查者一手拇指轻压内外膝眼部位，另一手则握住患肢小腿上部，并协助其进行膝关节的被动伸直动作。若在膝关节过伸时出现疼痛感，则为阳性反应，意味着关节间隙前部可能有损伤，特别是患有半月板前角损伤或髌下脂肪垫炎的可能性较大。当膝关节极度屈曲时出现的疼痛，则表示损伤可能出在关节腔后部，如半月板后角损伤等。

14. 鸭步试验

让伤者全蹲，小腿稍外旋，蹲位向前迈步行走，如果有疼痛，多为半月板损伤（疼的一侧），滑膜损伤也有可能出现疼痛反应。

（九）踝足部损伤的特殊检查法

1. 足内翻试验

伤者坐位，踝下垂放松，检查者一手握持其小腿下段，另一手握其前足使其踝关节被动内翻。若外踝下疼痛或松弛（张开间隙大于对侧），则为踝外侧副韧带损伤或断裂。

2. 前抽屉试验

伤者坐位，踝足下垂放松，轻度跖屈，检查者一手固定其小腿；另一手握持足及足跟部，由后向前做牵拉动作，若外侧距腓韧带疼痛或松弛，则为前抽屉试验结果阳性，表示该韧带损伤或断裂。踝关节无论在什么位置，距腓前韧带都是紧张的，距骨不应该向胫骨前方移动，在异常情况下，距骨在覆盖它的踝穴下面可向前滑动，当距骨移动时，检查者可感到有"咯咯"声。

3. 提踵试验

伤者站立，患足支撑，正常情况下能提起足跟用足尖站立；若不能提起足跟，跖屈无力，则为跟腱断裂。若虽能提起但伴有疼痛，则为跟腱炎、跟腱末端病，或跟腱腱围炎等。

4. 踝足挤压痛

踝足挤压痛是诊断踝足关节炎较有用的检查手法。先将足或踝的关节间隙用手掰开，同时用另一手的指尖，将关节滑膜挤入关节，再将分开的关节间隙用力闭合，挤压嵌入的滑膜。如有炎症就会出现疼痛，为踝足挤压痛结果阳性。

第二章　常见的运动损伤

本章的主要内容为常见的运动损伤，分为九个部分，依次是足部损伤、踝关节与胫部损伤、膝部损伤、大腿损伤、臀部损伤、腰椎损伤、颈椎损伤、肩膀损伤、肘部与腕部损伤。

第一节　足部损伤

一、拇外翻

事实上，拇外翻是一种解剖畸形，指拇趾在第一跖趾关节处向外侧（即第二脚趾方向）偏斜移位。拇外翻者常出现拇囊。拇囊是指在拇外翻畸形中出现的明显的内侧突起。一般情况下这两个术语可互换使用。

（一）症状

（1）拇外翻最终会导致疼痛及不适。

（2）肿块处的皮肤会发红、出现水泡且易被感染。

（3）此区域的皮肤下可能出现滑液囊，如果滑液囊出现炎症，将引起伤者疼痛。

（二）产生原因

（1）穿了不合适的鞋进行训练，如过紧的跑鞋或训练鞋、高跟鞋、尖头鞋。

（2）受累足同侧下肢过度旋前。

（3）核心稳定性下降（可能由内脏炎症引起）。

（4）下交叉综合征。

二、跖骨骨折

足部一般共有 5 根跖骨，位于后足部跗骨与前足部的近节趾骨之间。跖骨在站立支撑及行走推进过程中都起到重要作用。外伤、过度内旋及过度使用都可能导致跖骨骨折。大多数运动过程中都有可能发生跖骨骨折。

（一）症状

（1）伤者感到足中部有渐进、持续的严重疼痛。

（2）伤者由于剧烈疼痛感到无法负重。

（3）骨折 1～2 天后可能出现肿胀及瘀青。

（二）产生原因

（1）碰撞类外伤，如穿着足球鞋时，用足底踢碰可能导致跖骨骨折。

（2）跳起后落地时，踝关节扭转导致落地不稳。

（3）过度使用，如长跑运动员过度训练；此时主要累及第二、三或第四跖骨；此类损伤在跑步运动员及体操运动员中常见。

（4）受累下肢过度旋前也可能会导致跖骨的应力性损伤。

三、足底筋膜炎

足底筋膜起源于跟骨粗隆，附着于跖骨头及近节趾骨基底部。它是支撑足纵弓的结缔组织，实质为厚纤维带。足底筋膜炎实际上是一种炎症反应，但通常伴有退行性病变。足底筋膜炎不是特异性的，在运动员和非运动员中均有发生。

（一）症状

（1）伤者有疼痛感，起点为跟骨内侧，沿足底筋膜有放射状的疼痛感。

（2）伤者晨起时，疼痛感最为强烈，而后常缓解。一日内疼痛感逐渐加重，活动强度或时间增加时疼痛感也会加重。

（二）产生原因

（1）缺乏踝关节背屈运动，即腓肠肌或比目鱼肌收缩产生的运动。

（2）拇僵硬，即拇趾伸展受限。

（3）受累下肢过度旋前（即重力模式）。这可能是臀大肌、臀中肌和腹部肌肉力量不足引起的。下交叉综合征也可能会导致足底筋膜炎。

四、网球趾

网球趾是趾甲下方受到挫伤或瘀伤导致的黑趾甲，通常发生在第二个脚趾或者最长的脚趾。

（一）症状

一旦发现趾甲变黑，需要通过检查做出诊断。伤者可能会感到疼痛，但伤势并不严重。

（二）产生原因

这种病症是穿的鞋太小或者鞋带系得不够紧导致脚过度靠前，即脚趾向前滑动撞在鞋头上引起的血凝块。

五、足跟瘀斑

重复性跳跃、急转方向、扭转身体或转身都给足跟皮肤内的小血管带来切变应力。当这些血管出血时，会导致脚跟变黑，因此得名足跟瘀斑或黑脚跟。尽管运动员可能感觉不到足跟瘀斑，但是可能会注意到它并产生忧虑。其常见于年轻运动员、跑步运动员、举重运动员、网球运动员和登山运动员。

（一）症状

脚跟后部或底部出现无痛蓝黑色斑点或变色。

（二）产生原因

重复性跳跃、急转方向、扭转身体或转身。

六、草皮趾

草皮趾是由非常暴力的损伤引起的，通常发生在接触类体育运动中，如橄榄球、篮球和足球。这种损伤通常发生在一个运动员跌倒在另一个运动员的脚上，导致后者的第一跖骨趾关节向上过度弯曲，撕裂大脚趾基部下方的籽骨附着处。和许多骨科伤害一样，草皮趾根据损伤的程度分为 I 级、II 级或 III 级。

（一）症状

（1）疼痛、肿胀、瘀青。

（2）跖球部负重困难。

（二）产生原因

由暴力引起的损伤。

七、蓝趾综合征

蓝趾综合征，作为一种与网球趾具有相似症状但影响范围更为广泛的足部疾病，其影响范围不仅局限于趾甲，而是扩展至整个脚趾区域。该病症的诱因主要是鞋头对脚趾的反复撞击，这种持续性的物理冲击会导致甲床下方的微小血管发生出血现象。在长跑运动员及穿着鞋头设计过于狭窄的运动装备的人群中，蓝趾综合征尤为常见。这类人群的脚趾在长时间、高强度的运动过程中，频繁遭受来自鞋头的压迫与摩擦，从而加剧了甲床及其周围组织的损伤风险。

（一）症状

蓝趾综合征会导致脚趾变成紫色，而且出现阵痛。脚趾可能会肿胀。第一个和第二个脚趾最常受到影响。

（二）产生原因

通常情况下，这种病症只与过度使用有关（即跨步次数过多）。

八、鞋带压力综合征

如果运动员的鞋带系得太紧或者鞋舌和鞋的顶部过于紧绷，就可能发生鞋带压力综合征。

（一）症状

鞋带综合征会导致鞋带下方的脚背出现疼痛、麻木或刺痛。症状可能放射到脚趾。

（二）产生原因

鞋带系得太紧或者鞋舌和鞋的顶部过于紧绷。

第二节 踝关节与胫部损伤

一、跟腱炎

跟腱炎，也叫跟腱病变，也就是跟腱出现了炎症反应。排球运动员、篮球运动员等经常进行跳跃的运动员容易患此病。

（一）症状

1.急性跟腱炎

（1）2 至 3 天内，患者会感觉到疼痛。

（2）运动初期会感觉比较疼，之后症状会减轻。

（3）休息时痛感会减轻。

（4）触碰到会疼。

2.慢性跟腱炎

（1）患者在几周或者几个月后会感觉到疼痛。

（2）患者在运动及上坡时会感觉到疼痛。

（3）患者睡醒时跟腱僵硬且比较疼。

（4）小结节可能出现在跟腱上。

（5）触碰到会疼。

（6）跟腱肿胀或增厚。

（7）伤处皮肤可能会发红。

（二）产生原因

（1）受累下肢过度旋前。

（2）核心稳定性下降（可能由内脏炎症引起）。

（3）下交叉综合征。

（4）腓肠肌紧张。

（5）过度足跟缓冲（跑步过程中跟腱承受反复过度牵张力）。

（6）过度训练。

（7）突然增加训练强度或频率，尤其是上坡跑训练。

二、跟腱撕裂

跟腱撕裂即跟腱完全撕裂。跟腱也可称为跟骨腱。它将腓肠肌和比目鱼肌连接至跟骨。跟腱撕裂常发生于年纪较长的男性业余运动员。

（一）症状

（1）会突然出现剧烈疼痛感。

（2）撕裂时常会出现"砰"或"咔嚓"的声音。

（3）伤者不能负重，也无法行走。

（4）肿胀。

（5）腓肠肌向膝部方向上移、堆积。

（二）产生原因

（1）腓肠肌从离心收缩到同心收缩的快速变化。

（2）受累下肢过度旋前。

（3）核心稳定性下降（可能由内脏炎症引起）。

（4）下交叉综合征。

（5）跟腱撕裂常发生于冲刺运动中，未经过专业训练的运动者更易发生。

三、踝关节扭伤

踝关节扭伤是指踝关节的一条或几条韧带发生一级、二级或三级撕裂。目前，踝关节扭伤是最常见的运动损伤。踝关节内翻扭伤最为常见，而内翻扭伤则多为外侧副韧带损伤。胫腓韧带是踝关节最常扭伤的韧带。

（一）症状

1. 一级撕裂

（1）轻微疼痛。

（2）踝关节可能出现轻微肿胀。

（3）踝关节出现一定程度的僵硬，导致行走或跑步困难。

2. 二级撕裂

（1）中等或剧烈疼痛。

（2）踝关节肿胀、僵硬，也可能出现瘀青。

（3）踝关节出现一定程度的不稳定性。

（4）行走困难。

3. 三级撕裂

（1）极其剧烈的疼痛后疼痛感消失。

（2）踝关节出现严重的肿胀、僵硬及瘀青。

（3）踝关节严重不稳定。

（4）伤者无法负重。

（二）产生原因

（1）足极度内翻或极度外翻。受累下肢过度旋前。

（2）核心稳定性下降（可能由内脏炎症引起）。

（3）下交叉综合征。

（4）碰撞类外伤，如车祸、足球、橄榄球等运动中以站立位进行拦截等动作。

四、胫骨前肌综合征

小腿前腔室（包括胫骨前肌、踇长伸肌、趾长伸肌及第三腓骨肌）由筋膜包裹的区域内压力增加，导致弥漫性的紧绷感及触痛感。前腔室内空间有限，肌肉肿胀，或是外面包覆的筋膜过紧，都会使腔室内的压力增大。

（一）症状

（1）胫骨前肌区域出现肿胀及触痛感，并且止痛药物无法缓解此疼痛。

（2）运动后疼痛更加剧烈。

（3）踝关节背屈无力。

（4）踝关节背屈或背伸时，伤者有明显疼痛感；脚趾屈曲或伸展时也会出现疼痛感。

（5）伤者可感觉到胫骨前肌区域发热或麻木。

（6）伤者若未得到及时治疗，有可能发展为瘫痪。

（二）产生原因

（1）碰撞类外伤、肌肉撕裂或肌肉过度使用等可以导致肌肉肿胀。

（2）受累下肢过度旋前。

（3）核心稳定性下降（可能由内脏炎症引起）。

（4）下交叉综合征。

（5）训练强度、持续时间、训练量或频率等突然增加；或者突然增加上坡跑训练。

五、外胫夹

小腿前方（胫骨部位）区域的一般性疼痛有时被称为外胫夹。有时也被称为胫骨内侧牵拉性骨膜炎（即胫骨骨膜的炎症反应）或胫骨内侧应力综合征。女性更易出现外胫夹，发病率一般为男性的2～3倍。外胫夹在跑步运动员、网球运动员、无挡板篮球运动员中比较常见，其他涉及大量跑步、跳跃及冲刺的运动项目的运动员也经常出现外胫夹。

（一）症状

（1）胫骨前肌下半部分有疼痛感。

（2）在运动刚开始的时候出现疼痛感，继续运动疼痛感逐渐减轻。

（3）运动或训练结束后，又出现明显疼痛感。

（4）疼痛部位可能有肿胀、发红等症状。

（二）产生原因

（1）小腿肌肉对骨膜的牵引力过强。

（2）受累下肢过度旋前。

（3）核心稳定性下降（可能由内脏炎症引起）。下交叉综合征。

（4）扁平足（功能性或结构性）。

（5）与胫后区域相比，胫前区域力量不足。

（6）训练强度、持续时间、训练量或频率等突然增加；或突然增加上坡跑训练。

（7）在硬地面上跑步。

（8）穿着不适合的鞋子。

第三节　膝部损伤

一、前十字韧带扭伤

股骨远端外侧髁的内面即前十字韧带。运动损伤是导致前十字韧带断裂的主要原因，多发于常进行身体转动的15～25岁的滑雪、足球等专业运动员。内侧副韧带及内侧半月板也可能随着前十字韧带扭伤而损伤。

（一）症状

（1）膝部有明显的疼痛和不稳定感，并可能出现肿胀。

（2）伤侧膝部无法负重。

（3）如果前十字韧带完全撕裂，发生损伤时会有明显的断裂声。

（二）产生原因

（1）膝部扭转时易发生，如变向、身体转动过程中。

（2）受累下肢过度旋前。

（3）核心稳定性下降（可能由内脏炎症引起）。

（4）下交叉综合征。

（5）碰撞类外伤，比如车祸，或足球、橄榄球等运动中以站立位进行拦截等动作。

二、贝克氏囊肿

贝克氏囊肿也被称为腘窝囊肿，即半膜肌滑囊由于关节液积蓄而出现肿胀。肿胀部位恰好位于股骨内侧髁后。

（一）症状

（1）膝部后方即腘窝区域出现肿胀，腓肠肌也可能会出现肿胀。膝部后方有疼痛感，腓肠肌也可能会有疼痛感。

（2）伤处皮肤发红。

（3）屈膝时症状减轻。

（二）产生原因

（1）半月板撕裂。

（2）膝关节炎。

（3）任何膝部损伤都可能导致贝克氏囊肿。

（4）莱姆病患者可能出现贝克氏囊肿。

三、跑步膝

跑步膝这一现象主要由于髌骨下软骨受到过度刺激所导致。根据现有研究，当膝部在弯曲时，髌骨与膝关节一侧之间会产生摩擦，这种摩擦会刺激软骨组织，进而引发膝部前方的疼痛感。从事滑板、滑雪、马术、体操等项目的青年健康运动员群体经常会出现跑步膝。

（一）症状

（1）膝部前方及髌骨附近会感觉到疼痛。

（2）有较为深层次的疼痛感，膝部后方可能也会感觉到疼痛。

（3）疼痛的频率和程度可能因人而异，但通常在深蹲、跪或下坡时疼痛感会加剧。

（二）产生原因

（1）受累下肢过度旋前。

（2）核心稳定性下降。

（3）下交叉综合征。

（4）髂胫束（包绕大腿的深筋膜）过紧、髌骨错位。

（5）神经瘤。

（6）滑囊炎。

（7）过度使用。

四、跳跃者膝

跳跃者膝的专业称呼为髌腱炎，这一病症涉及了连接髌骨与小腿胫骨的肌腱结构——髌腱的损伤。对于髌腱末端病患者而言，其髌腱可能出现微小的损伤，同时伴随着胶原蛋白的退化与变性。例如，从事滑板、滑雪、高尔夫球、体操、橄榄球等项目的运动员常会进行跳跃或频繁变向，极易患有此类症状。

（一）症状

（1）髌骨基底部有疼痛感。

（2）触碰时有疼痛感。

（3）伸膝时有疼痛感。

（4）可能存在肌腱肥大。

（二）产生原因

（1）受累下肢过度旋前。

（2）核心稳定性下降（可能由内脏炎症引起）。

（3）下交叉综合征。

（4）过度使用（尤其是跳跃动作）。

五、半月板损伤

半月板是位于膝关节胫骨顶部的新月形软骨层，具有减震缓冲的作用，同时可以实现力在股骨和胫骨之间的传递。由于内侧半月板依附着内侧副韧带和关节囊，其损伤概率比外侧半月板高 5 倍左右。内侧半月板损伤时可能伴有内侧副韧带、前十字韧带损伤（三者同时发生时预后不佳）。半月板损伤在接触性运动中最为常见，如橄榄球和足球等存在大量冲撞或拦截动作的运动，或篮球、滑雪和网球等经常涉及扭动或转动等动作的运动。

（一）症状

（1）膝部内侧有疼痛感。

（2）损伤后 48 h 内膝部可能会肿胀。

（3）伤侧膝部无法负重。

（4）无法完成完全屈膝动作，且屈膝时有疼痛感。

（5）膝部内部有"砰"或"咔嚓"的声音。

（6）膝关节绞锁或打软。

（二）产生原因

（1）变向或转动过程中膝部扭动。

（2）受累下肢过度旋前。

（3）核心稳定性下降（可能由内脏炎症引起）。

（4）下交叉综合征。

（5）撞击膝部外侧，如橄榄球或足球运动中的拦截碰撞。

六、内侧副韧带扭伤

在专业医学领域中，内侧副韧带是一种关键的膜状韧带结构。它呈宽而扁平的形态，起于股骨内侧髁，连接到胫骨内收肌附着点的正下方。内侧副韧带也叫作胫侧副韧带，它可以抵抗膝关节的内侧收拢动作，从而保证膝关节的稳定性。内侧副韧带扭伤是一种常见的膝关节韧带损伤类型，尤其多见于年轻运动员中。此类损伤常常发生在膝关节受到过度扭曲或压力的情况下。在运动中，特别是那些涉及接触和快速扭转的运动中，如橄榄球或篮球等，此类损伤出现的频率较高。

（一）症状

（1）韧带部位会出现轻微或者严重的疼痛感。

（2）膝部会出现淤青及肿胀现象。

（3）膝关节松动（二级或三级扭伤）。

（4）膝关节绞锁或打软。

（二）产生原因

（1）变向或转动过程中膝部扭动。

（2）受累下肢过度旋前。

（3）核心稳定性下降（可能由内脏炎症引起）。

（4）下交叉综合征。

（5）撞击膝部外侧，如橄榄球或足球运动中的拦截动作。

七、骨性关节炎

关节软骨是人体关节中不可或缺的一部分，它是一层光滑的纤维层，覆盖在骨表面，其主要功能是使相邻两骨间的摩擦减少并在运动过程中起到缓冲作用。但当这种保护性结构因长期使用、错误用力或其他疾病导致磨损时，关节软骨可能发生退化与炎症，进而引发骨性关节炎。骨性关节炎通常发生在膝关节等承重关节中，在老年人群中更为常见。而在剧烈运动如篮球、板球、橄榄球和足球等活动中，关节软骨承受的负担较大，因此在这类活动中骨性关节炎发生率也相对较高。一旦软骨磨损严重，暴露出的骨端将相互摩擦，导致关节退化加剧，并进一步影响患者的日常生活与运动能力。

（一）症状

（1）疼痛。

（2）肿胀。

（3）膝关节活动时出现捻发音（一种极细微而均匀的"噼啪"音，类似在耳边捻转一簇头发时所产生的声音）。

（4）膝关节僵硬，活动一段时间后更是如此。关节僵硬会随着运动有所缓解。

（二）产生原因

（1）体重超重。

（2）既往膝关节有过韧带或半月板损伤。

（3）既往膝关节骨折。

（4）过度使用。

（5）受累下肢过度旋前。

（6）核心稳定性下降（可能由内脏炎症引起）。

八、后十字韧带扭伤

后十字韧带将胫骨髁间隆起后方连接至股骨内髁。后十字韧带可防止胫骨相对于股骨的向后移动。后十字韧带扭伤约占所有膝部损伤的 20%，并且常伴随外侧半月板和关节软骨损伤。

（一）症状

（1）膝部有疼痛感。

（2）腓肠肌区域也可能有疼痛感。

（3）膝关节抗负荷伸展时有疼痛感。

（4）膝关节活动受限。

（5）可能出现肿胀。

（6）膝关节不稳定，常有打软的感觉。

（二）产生原因

（1）当膝关节弯曲时，对胫骨前部造成创伤/冲击，迫使胫骨向后。

（2）膝关节完全屈曲，跌倒时膝关节着地。

九、股四头肌肌腱炎

股四头肌肌腱将股四头肌连接至髌骨，股四头肌肌腱炎即为该肌腱的炎症。这种损伤最常发生于经常进行跑步、跳跃、急停和快速起动等动作的运动员。

（一）症状

（1）髌骨上方有疼痛感。

（2）肿胀。

（3）对触摸敏感。

（4）可能影响日常活动。

（二）产生原因

（1）过度使用。

（2）既往损伤未完全康复就恢复训练。

（3）受累下肢过度旋前。

（4）核心稳定性下降（可能由内脏炎症引起）。

第四节　大腿损伤

一、腘绳肌肌腱病

与坐骨结节相连处（臀下部）的腘绳肌近端肌腱很容易在涉及大量跳跃、冲刺的运动中被过度使用，进而极易导致损伤或炎症。

（一）症状

（1）坐骨结节附近会感觉到疼痛，这种疼痛可能是持续的隐痛，并伴有僵硬感。

（2）进行活动疼痛感会加剧。

（3）患者可能会觉得伤侧腿在跑步等活动中显得较为虚弱。

（4）对腘绳肌进行拉伸或收缩时也会比较疼。

（二）产生原因

（1）腘绳肌肌腱病经常发生于冲刺时，腘绳肌在脚跟落地前已处于完全拉伸的状态，会制约腿部的运动。

（2）长期重复进行跳跃、踢、加速等强有力的运动。

（3）腹横肌力量的不足可能会导致腘绳肌负担加重。

（4）当臀大肌力量较弱或过度舒张时，为达到伸展髋关节的目的，腘绳肌的负担也会相应加重。

二、腘绳肌拉伤

在涉及大量冲刺及快速加速动作的运动中，易发生腘绳肌拉伤，可能是腘绳肌群中的一条肌肉发生一级、二级或三级拉伤。

（一）症状

1. 一级拉伤

（1）当肌肉收缩或拉伸时，大腿后部有紧张或痉挛的感觉。

（2）行走时有一定程度的不适感。

（3）可能有轻微肿胀。

2. 二级拉伤

（1）立即出现强烈疼痛感。

（2）当肌肉收缩或拉伸时，有明显疼痛感。

（3）步态会受到影响，可能出现跛行。

（4）可能有明显肿胀。

（5）膝部无法完全伸直。

3. 三级拉伤

（1）立即出现强烈疼痛感及肿胀。

（2）疼痛感持续存在。

（3）步态会受到严重影响，行走常需要拐杖辅助。

（二）产生原因

（1）冲刺时常发生此类损伤：脚跟落地前腘绳肌已处于近乎完全拉伸状态，同时会减慢腿的速度。

（2）缺少有效的热身动作。

（3）当腹横肌力量较弱时，为了稳定骶髂关节，腘绳肌负担加重。

（4）当臀大肌力量较弱或过度舒张时，为了伸展髋关节，腘绳肌负担加重（协同优势）。

三、骨化性肌炎

骨化性肌炎是非遗传性的，一般是损伤的肌肉组织在创伤后钙化（即变成骨），并产生疼痛感。它最常发生于股四头肌，骨化在2～4周内开始，并在3～6个月后成熟。而进行性骨化性肌炎是指在没有创伤的情况下肌肉钙化的遗传性疾病，这种疾病非常罕见。

（一）症状

（1）疼痛。

（2）肌肉变得坚硬。

（3）活动范围受限。

（二）产生原因

（1）肌肉或骨膜发生碰撞损伤。

（2）最初损伤时，没有及时应用RICE（休息：rest；冰敷：ice；加压包扎：compression；抬高患肢：elevation）方法进行处理。

（3）过早进行重手法的按摩等治疗。

（4）过早恢复训练或比赛。

四、股四头肌挫伤

在橄榄球和足球等运动中，如果发生了碰撞，伤及大腿前方皮肤、肌肉、骨膜或骨，可能会导致股四头肌挫伤。

（一）症状

（1）大腿前部较疼，且伴随肿胀现象。

（2）伤处皮肤会出现淤青。

（二）产生原因

在碰撞损伤中，股四头肌中的一条或几条肌肉挤压股骨。

五、股四头肌拉伤

当进行涉及大量跳跃、跑、踢的运动时，股四头肌很容易出现肌肉拉伤。股直肌是股四头肌中最容易出现拉伤的肌肉，膝部上方的肌腱与肌肉结合处是最容易出现拉伤的部位。

（一）症状

1.一级拉伤

（1）疼痛较轻微。

（2）行走时情况比较正常。

（3）几乎不会发生肿胀。

（4）在拉伤处周围可能出现肌肉痉挛。

2.二级拉伤

（1）拉伤处有中等至剧烈的疼痛感。

（2）爬楼梯或行走时有疼痛感。

（3）无法继续运动或训练。

（4）肿胀。

（5）瘀青。

（6）膝关节无法完全伸展或屈曲。

3.三级拉伤

（1）大腿有极其剧烈的疼痛感。

（2）无法行走。

（3）迅速出现肿胀。

（4）24 h后出现瘀青。

（5）可能出现肉眼可见的肌肉变形。

（二）产生原因

强有力地踢、跳跃或冲刺动作。

六、股骨应力性骨折

股骨应力性骨折是一种过度使用造成的应力性骨折损伤，在马拉松、长跑及铁人三项运动员中发生率较高。正常训练量时这种损伤一般为不完全骨折，但此时受伤骨骼也不能承受正常负荷。

（一）症状

（1）骨折部位出现钝痛感。根据骨折具体位置不同，可能表现为膝关节或髋关节疼痛。

（2）伤侧腿负重时有疼痛感。

（3）无法继续正常活动。

（二）产生原因

（1）训练量忽然大幅增加。

（2）过度旋前。

（3）骨骼正常发育存在问题。

第五节　臀部损伤

一、髋关节滑囊炎

髋关节滑囊炎即髋关节任一滑囊出现了炎症反应。在长跑、橄榄球、足球等经常跑动的运动中，运动员很容易患上髋关节滑囊炎。同时在运动的碰撞中，如臀部直接着地，也易造成髋关节滑囊炎。

（一）症状

（1）触摸臀部外侧时会感觉疼痛，同时也会伴有肿胀现象。

（2）下肢有时会感觉到疼痛

（3）当用腿进行运动，如跑步、走路、爬楼梯的时候会非常疼。

（二）产生原因

（1）肌肉平衡性差或姿势不正确。

（2）过度使用。

（3）受累下肢过度旋前。

（4）两腿长度不一致。

（5）核心稳定性下降（可能由内脏炎症引起）。

（6）受累臀部摔落至硬地面。

二、梨状肌综合征

梨状肌综合征是梨状肌损伤导致坐骨神经受压迫进而引起一侧臀腿疼痛的病症。在进行划艇和骑自行车等坐着的运动时，运动员容易患上梨状肌综合征。

（一）症状

（1）臀部有疼痛感（断续的隐痛感）、麻木及麻刺感。

（2）疼痛感可能放射至下肢，如腘绳肌、腓肠肌，有时甚至可以放射至足部。

（二）产生原因

（1）梨状肌紧张、痉挛或有瘢痕组织。

（2）外伤后梨状肌出现血肿。

（3）核心稳定性下降。

（4）受累下肢过度旋前。

（5）骶髂关节不稳定。

（6）髋关节外展肌力量不足或内收肌紧张。

（7）伤侧梨状肌跌落至硬地面（或外伤）。

三、骶髂关节功能障碍

骶髂关节是骶骨与髂骨间的关节。骶髂关节功能障碍是指骶髂关节炎症引起的疼痛，是背部疼痛的常见原因。

（一）症状

（1）髂后上棘附近，腹部有轻微至中等程度的钝痛。

（2）通常情况下一侧疼痛，但也存在两侧疼痛的患者。

（3）活动过程中疼痛感加重，或变为刺痛。

（4）髋关节、腹股沟区及大腿后侧都可能有疼痛感。

（5）臀部肌肉可能痉挛。

（二）产生原因

（1）腰－骨盆区域肌肉不平衡。

（2）核心稳定性下降。

（3）寰椎半脱位。

（4）两腿长度不一致，可以是功能性，也可能是结构性，其中前者较常见。

（5）关节炎。

（6）外伤（如车祸）。

（7）妊娠。

四、坐骨神经痛

人体最大的周围神经即坐骨神经，当坐骨神经及其包含的 5 条脊神经中任意一条或者多条受到压迫和刺激时，就会导致坐骨神经痛。在进行如骑自行车、划艇等坐着的运动时，容易患上坐骨神经痛。

（一）症状

（1）隐约感觉到麻木、刺痛、疼痛感。

（2）足部、臀部、腰部、腘绳肌、腓肠肌都可能有疼痛感。

（二）产生原因

（1）腰椎间盘突出。

（2）椎管狭窄。

（3）腰椎前脱离。

（4）腰椎后脱离。

（5）梨状肌综合征。

（6）核心稳定性下降。

（7）腰椎严重外伤。

第六节　腰椎损伤

一、椎间关节疼痛

椎间关节作为一种滑膜关节，在人体解剖结构中起到关键作用，主要负责稳固脊柱，并能够为椎间盘与椎体之间的交互提供缓冲与减震功能。无论是椎间关节本身受到压迫还是神经受到压迫，均可能引发椎间关节疼痛的症状。特别是在参与板球和体操等涉及大量腰部拉伸动作的运动时，此类疼痛的发病率较高。

（一）症状

（1）损伤部位出现持续性疼痛。

（2）受损区域肌肉出现痉挛。

（3）腰部在拉伸时会更加疼痛。

（4）偶尔臀部及腘绳肌上部也会感受到疼痛。

（二）产生原因

（1）腰椎高度前凸，一般超过 35°，在女性中较为常见。

（2）退行性椎间盘疾病。

（3）两腿长度不一致，可以是功能性，也可能是结构性，前者十分常见，后者十分少见。

（4）核心稳定性下降。

（5）腰椎严重外伤。

二、椎间盘突出——神经根压迫

在脊柱构造中，各节椎骨之间通过椎间盘相连接。椎间盘中心部分为髓核，纤维环在周围包绕着髓核。椎间盘在椎体间起到减震作用，承受来自脊椎的各种压力，特别是那些由压缩和转向产生的压力。当这种压力超出了椎间盘的承受范围时，椎间盘可能会向外突出，突出形式包括膨隆型和突出型（其中纤维环完全破裂，髓核突入椎管）。此时，突出的椎间盘有可能会使神经根受到压迫，进而导致疼痛感。然而，也存在椎间盘突出却不伴随疼痛的特殊情况。值得注意的是，后半侧部分是椎间盘膨出或突出的最常见部位，这一部分由于缺乏后纵韧带的支撑而更容易出现问题。在参与划船和骑自行车等坐着的运动，以及高尔夫球、板球等需要频繁进行脊柱弯曲和旋转的运动时，由于脊柱所受的压力和扭转力的增加，椎间盘突出的风险相对较高。

（一）症状

（1）有中等至剧烈的间断隐痛及麻刺感，肌肉无力、麻木。

（2）腰部、臀部、腘绳肌、腓肠肌或足部都可能有疼痛感。

（二）产生原因

（1）提举技术动作不佳。

（2）椎管狭窄。

（3）腰椎前脱离。

（4）腰椎后脱离。

（5）退行性椎间盘疾病。

（6）臀中肌力量不足（无法维持髋的侧向稳定）。

（7）两腿长度不一致，可以是功能性（常见），也可能是结构性（十分少见）。

（8）核心稳定性下降。

（9）腰椎严重外伤。

三、峡部裂和峡部完全断裂

脊椎发生退行性病变时，易导致椎弓峡部骨折，即峡部裂，而峡部完全断裂是指椎弓峡部完全断裂，导致受累椎体向前脱离。在涉及大量反复伸展腰椎动作的运动中（如板球和体操）容易发生峡部裂和峡部完全断裂。

（一）症状

1. 峡部裂

（1）受累区域有疼痛感或肌肉无力。

（2）腰部或腿部感觉异常。

（3）症状一般集中于一侧。

（4）脊椎僵硬、强直。

（5）一般情况下拉伸腰椎会使相关症状变得更严重。

（6）疼痛感有时可以放射至臀部及腘绳肌上部。

（7）椎体滑脱后，作为代偿腰椎前凸不足，腘绳肌紧张。

2. 峡部完全断裂

（1）椎骨向前滑脱。

（2）腘绳肌紧张。

（3）步态异常。

（4）臀部萎缩（肌肉萎缩）。

（5）受累区域有疼痛感或肌肉无力。

（6）疼痛感或感觉异常有时可以放射至臀部、腘绳肌、腓肠肌及足部。症状一般集中于身体一侧。

（7）脊椎僵硬、强直。

（8）一般情况下拉伸腰椎会使相关症状变得更严重。

（9）坐位及尝试站立时可能会有疼痛感。

（二）产生原因

（1）反复伸展腰椎。

（2）腰椎高度前凸（一般超过 35°）。

（3）核心稳定性下降。

第七节 颈椎损伤

一、寰枢椎半脱位

寰枢椎半脱位是一种常见的骨科疾病，其特征在于头部、寰椎及颈椎未能保持直线排列，导致脊椎肌肉组织收缩，进而引发姿态异常和短腿现象。寰枢椎半脱位通常发生在头骨的枕骨下区域。尤其是在头部受到外力冲击或高速运动中突发的摔倒等情况下，参与足球、高山滑雪滑降、橄榄球、拳击、武术、马术及赛车等运动的运动员，更易发生寰枢椎半脱位。

（一）症状

（1）可能没有任何异常表现。

（2）功能性两腿不等长。

（3）姿势性脊柱侧凸。

（4）可能会因为一个不相关的损伤产生疼痛。

（5）下颈部、背部及腰部可能会有疼痛感或断续隐痛。

（6）可能头痛。

（7）可能有驼背。

（8）骶髂关节可能存在功能障碍。

（9）可能出现内脏功能紊乱。

（二）产生原因

（1）头部、颈部或肩部外伤（摔倒时手部骨折也有可能）。

（2）呼吸不规律。

（3）颞下颌关节肌肉平衡性差。

（4）两眼视力不一致。

（5）两侧前庭敏感性不同。

（6）单侧足结构异常、两腿长度不一致。

二、挥鞭伤

挥鞭伤即颈部因突然加速或减速（即过度屈伸）而发生变形，从而导致颈部肌肉劳损、韧带扭伤，甚至可能引发神经损伤或颈椎骨折。这种损伤多见于橄榄球、赛车、马术、滑雪等涉及身体碰撞的运动。

（一）症状

（1）损伤后或者过一段时间颈部及背部隐约出现痛感。

（2）两臂感觉麻木。

（3）牵动肩部时会疼痛。

（4）出现头痛并伴有眩晕。

（5）眼睛开始看不清楚物体。

（6）下颌可能受损或者功能紊乱。

（二）产生原因

在各种角度的碰撞中，如果脊椎突然发生伸展或者弯曲，就可能产生挥鞭伤。

第八节　肩膀损伤

一、肩锁关节扭伤

肩锁关节是连接肩胛骨肩峰与锁骨的滑膜关节，它的周围有 3 条韧带，这 3 条韧带共同作用，确保了肩锁关节能够正常地发挥作用。肩锁关节扭伤是一种常见的运动损伤，它涉及包绕肩锁关节的一条或多条韧带的扭伤。根据扭伤的严重程度，可将其分为一级、二级和三级扭伤，其中，一级扭伤通常是韧带的轻度拉伤，症状相对较轻；二级扭伤则较为严重，韧带部分撕裂，疼痛和肿胀会更加明显，关节的活动可能会受到一定的限制；三级扭伤则是最为严重的情况，韧带完全断裂，甚至可能出现关节脱位的情况。在众多运动中，一些容易造成运动员躯干外伤或跌倒的项目，在足球、高山滑降滑雪、橄榄球、拳击、马术和赛车等运动中，肩锁关节扭伤的发生频次相对较高。

（一）症状

（1）关节部位有触痛感。

（2）整个肩关节都有疼痛感。

（3）可能出现肿胀。

（二）产生原因

（1）躯干或肩关节外伤。

（2）用手减弱下降的力量。

二、肱二头肌拉伤

肱二头肌在人体上肢的运动和力量发挥中起着至关重要的作用，它由长头和短头组成，长头起于肩胛骨盂上粗隆，短头起于肩胛骨喙突，然后共同止于桡骨粗隆和前臂肌腱膜，这种独特的起止点结构使得手臂能够做屈伸、旋前旋后等动作。肱二头肌拉伤是一种较为常见的肌肉损伤情况，即肱二头肌任意一条肌肉或肌腱发生一级、二级或三级撕裂。其中，一级拉伤相对较轻，可能只是肌肉或肌腱的轻微损伤，对肌肉功能的影响较小；二级拉伤时，肌肉或肌腱的撕裂程度加重，疼痛和肿胀会更加明显，手臂的活动范围也会受到一定的限制；三级拉伤最为严重，肌肉或肌腱可能出现较大面积的撕裂甚至断裂，这会导致患者手臂无法正常进行屈伸等动作。

在肱二头肌拉伤中，最常见的损伤部位是肱二头肌长头近端肌腱。这个部位由于其特殊的解剖位置和在运动中所承受的力学负荷，相对比较脆弱。当这个部位发生拉伤时，情况往往较为复杂，因为它通常不是单独存在的损伤。在很多情况下，可伴随肩袖肌群拉伤或肩关节上盂唇撕裂。

需要进行规律举重训练或比赛的运动员是肱二头肌拉伤的高发人群。这是因为当运动员举起杠铃时，肱二头肌要克服杠铃的重力，使手臂伸直，这个过程中肌肉和肌腱需要承受巨大的拉力，而随着训练和比赛的持续进行，肱二头肌的肌肉和肌腱会逐渐疲劳，其韧性和强度也会逐渐下降，从而增加了拉伤的风险。

（一）症状

（1）上臂突然产生尖锐疼痛感。

（2）可能会听到折断声。

（3）受累区域有触痛感。

（4）受累上肢力量不足。

（5）完全撕裂时，肌肉可能会聚集隆起。

（二）产生原因

（1）举重过重，肘关节负荷过度。

（2）上交叉综合征。

（3）肱二头肌肌腱撞击肩峰。

三、肩关节脱位

肩关节脱位指的是肱骨头与盂肱关节内的肩胛骨发生分离。这种分离会对肩关节的正常功能造成严重的破坏，进而影响整个上肢的活动能力。肩关节之所以容易发生脱位，是由其自身的结构特点所决定的。肩关节是人体活动幅度最大的关节，它能够进行屈伸、旋转和外展内收等动作，然而，这种高度的灵活性是以牺牲一定的稳定性为代价的。与人体的其他关节相比，它相对不稳定。在正常的活动过程中，肱骨头需要依靠关节囊、韧带等结构来维持在盂肱关节内的正常位置，而一旦受到较大的外力作用，这些维持稳定的结构可能无法承受，从而导致肱骨头与肩胛骨分离，引发脱位。对于参加足球、高山滑雪滑降、橄榄球等运动的运动员来说，肩关节更容易发生脱位现象。

（一）症状

（1）肩关节附近有明显疼痛感。

（2）伤侧胳膊无法活动。

（3）肩关节明显错位。

（4）伤侧胳膊可能感到麻木。

（二）产生原因

（1）躯干或肩关节外伤。

（2）跌倒时用手减弱下降的力量，尤其是手臂外展或旋转角度很大时。

四、锁骨骨折

锁骨受到撞击是造成锁骨骨折的常见原因。锁骨相对较为细长，其结构虽然能够在正常情况下承担一定的力量传递和支撑功能，但面对突然的强大外力撞击时，就容易发生骨折。锁骨骨折可能发生在两侧锁骨中的任何一侧。无论是左侧还是右侧锁骨，在遭受撞击时，都有骨折的可能性。

（一）症状

（1）剧烈疼痛感。

（2）骨折部位出现肿胀。

（3）可能出现肉眼可见的变形。

（二）产生原因

（1）锁骨外伤。

（2）重重跌落时肩膀着地。

（3）张开手臂在下降过程中起缓冲作用。

五、肩部撞击综合征

人在运动过程中，夹在喙肩弓与肱骨头之间的肩袖肌腱会遭受磨损和撞击，而持续的撞击会导致肩袖肌腱敏感并出现炎症反应，这便是肩部撞击综合征。若对此病症不加以重视，不及时进行治疗，病情可能会进一步恶化，发展为肩袖肌腱拉伤，进而给患者带来更大的痛苦和困扰。肩部撞击综合征在棒球、板球、排球、游泳及网球等运动中尤为常见。因为在这些运动中，运动员的手臂常常处于过顶姿势。长时间保持这种姿势，会使肩袖肌腱反复受到挤压和摩擦，增加肩部撞击综合征的发病风险。

（一）症状

（1）伤侧手臂有疼痛感、虚弱无力，失去活动能力。

（2）举手过肩的动作通常会加重症状。

（3）肩关节的活动范围可能受限。

（二）产生原因

（1）上交叉综合征。

（2）骨刺。

（3）肩关节稳定性差。

第九节　肘部与腕部损伤

一、肘部损伤

（一）肱骨内上髁炎

肱骨内上髁部作为前臂伸肌群的起点，在整个手臂的运动系统中扮演着重要的角色。一般而言，肱骨内上髁炎是由于肘、腕反复用力，长期劳累或者用力过猛、过久而引发的。屈肌肌腱在这样的情况下，受到反复的牵拉刺激，进而造成了微损伤。这种微损伤看似微小，但随着时间的推移和运动量的累积，其影响会逐渐显现出来。这种疾病可能发生于所有运动中。无论是哪种运动，只要涉及肘、腕部的反复用力，就存在出现肱骨内上髁炎的风险。

1. 症状

（1）肱骨内上髁区域有疼痛感。

（2）握紧物体时，疼痛可以向下放射至小臂。

2. 产生原因

（1）手臂长期劳累，过度使用。

（2）在投掷运动中，肘部快速减速。

（3）肱骨内上髁受到直接外伤。

（4）运动量突然增加。

（二）网球肘

网球肘，确切来说就是附着于肱骨外侧髁的腕部伸肌腱发炎疼痛。一般来说，手臂长时间过度使用和长期劳累是诱发网球肘的重要因素。当手臂长时间处于过度使用的状态时，伸肌肌腱会承受巨大的压力。这种持续的压力会逐渐导致伸肌肌腱出现微损伤，并最终引发腕部伸肌腱发炎疼痛，也就是网球肘。除了手臂过度使用和长期劳累，外上髁的直接外伤和桡神经卡压也可能是造成网球肘的原因。值得注意的是，此病在30岁以上人群中更常见，因为30岁以上人群的身体恢复能力有所下降，肌肉和肌腱的弹性和韧性也在慢慢减弱。在这种情况下，手臂在进行各种活动时，伸肌肌腱更容易受到损伤。

1. 症状

（1）外上髁区域有疼痛感。

（2）伸腕、抓推时常会产生疼痛感。

2. 产生原因

（1）长期过度使用手臂。

（2）在举手过顶动作中，腕快速减速，尤其在网球运动中常见。

（3）肱骨外上髁受到直接外伤。

（4）桡神经与肘关节关节囊粘连。

二、腕部损伤

（一）腕舟状骨骨折

腕舟状骨骨折是一种较为常见且需要引起高度重视的损伤，在冰上运动、足球、体操、舞蹈等运动项目中时有发生。

1. 损伤机制

腕关节中共有8块腕骨，分为远近两排。其中，舟状骨作为近排腕骨，形状细长，其远端超过第一排腕骨，位于头状骨的中部，腰部约位于两排腕骨中间。当腕关节进行活动时，8块腕骨能够成为一个整体协同运动，然而，当运动在腕骨间进行时，情况就变得复杂起来。由于腕骨的排列结构，远近两排腕骨运动的剪力恰好通过舟状骨腰部。这就如同在一个机械结构中，某个部件处于力量传导的关键路径上，承受着巨大的压力和应力。在这种情况下，舟状骨腰部成了骨折易发的部位。

而在日常生活和运动场景中，腕舟状骨骨折发生的原因常常与突然跌倒密切相关。当人们突然跌倒时，身体会本能地用手掌撑地以缓冲身体的冲击力。在这个瞬间，腕关节会极度背伸，并且发生过度的桡偏、背屈。这种极端的关节运动状态，改变了腕关节正常的受力模式。此时，地面冲击的力向上传达，与身体重力形成剪切应力，并作用在舟状骨上，进而导致骨折的发生。

根据骨折发生的部位，腕舟状骨骨折可分为结节骨折、近端骨折和腰部骨折3种类型。

（1）结节骨折。这种骨折一般是由腕桡侧副韧带牵拉所导致的。从血液循环的角度来看，它通常不会影响血液的正常循环，因此，结节骨折的愈合速度相对较快，即使是在骨折块出现轻度移位的情况下，也无需进行复位操作。

（2）近端骨折。近端骨折是最为罕见、危害最大的一种骨折类型。最大的问题在于这种骨折会导致血液供应不足。血液对于骨折的愈合来说至关重要，没有充足的血液供应，骨折处的细胞就无法进行修复和再生。因此，近端骨折愈合的速度非常缓慢。而且，由于血液供应不足，还极易发生缺血性坏死，进而对腕关节的功能产生严重的、甚至可能是不可逆的损害。

（3）腰部骨折。腰部骨折是最常见于舟状骨中段的骨折类型。它的情况较为复杂，虽然远侧断端血供良好，但是近侧断端却可能因为血供遭到破坏而导致缺血性坏死。由于存在这样的风险，腰部骨折需要及时进行治疗。如果不能及时干预，一旦近侧断端发生缺血性坏死，那么整个腕关节的功能将会受到极大的影响。

2. 症状体征

（1）外伤史：一般有明显手着地的外伤史。

（2）疼痛：疼痛部位主要位于腕关节的桡侧，多数病例疼痛轻微。

（3）肿胀：检查可见患侧鼻烟窝肿胀，有时仅表现为比健侧的鼻烟窝稍有饱满。

（4）压痛：鼻烟窝和舟状骨结节处的直接压痛，或腕背伸和沿拇指纵轴的间接挤压痛是其主要体征。

（5）腕关节功能障碍：主要表现为背伸受限，越是陈旧伤的患者背伸受限越严重。

（6）影像学检查：影像学检查是舟状骨骨折确诊的主要依据，但有时新鲜舟状骨骨折病例的早期 X 线影像的骨折线极难辨认。若症状明显而 X 线检查无异常，也应暂按骨折处理，然后于伤后 2 周左右，重新进行 X 线检查，此时由于骨折端的骨质被吸收，骨折线可能会趋于明显。

（二）月骨脱位

月骨脱位是指月骨本身与桡骨和其他四块腕骨（手舟骨、三角骨、头状骨、钩骨）的正常毗邻关系发生了移位。月骨脱位是一种较为严重的腕部损伤，会对腕关节的功能产生显著影响。

1. 损伤机制

月骨脱位主要是由间接外力引起的，在腕关节背伸位跌倒这一特定情况下，月骨更容易发生脱位。月骨脱位包括月骨前脱位和月骨完全脱位两种类型。

（1）月骨前脱位。月骨前脱位通常是由背侧韧带断裂导致的，在这种情况下，月骨会发生移位或旋转。然而，值得庆幸的是，由于掌侧韧带仍然存在，所以还能够为月骨提供一部分血液供应。如果能够在早期进行复位治疗，那么月骨通常能够存活下来，并且保持一定的活动功能。

（2）月骨完全脱位。月骨完全脱位是指掌侧和背侧韧带均发生了断裂，这意味着月骨的血液供应完全中断。没有了血液的滋养，月骨很容易发生缺血性无菌性坏死。即使通过手术进行复位，也往往难以挽回月骨的坏死命运，月骨的功能也很难完全恢复。

2. 症状体征

（1）损伤史：患者通常有腕极度背伸或手掌支撑受伤史，这极大的增加了月骨脱位的风险。

（2）一般症状：伤后，患者会出现一系列的一般症状。例如，腕部会出现肿胀、疼痛，这是受伤导致的局部组织损伤和炎症反应所致的。同时，活动受限也是常见的症状之一，患者会感到腕部的活动不如以往灵活，这对日常生活和工作会造成一定的影响。此外，腕部掌侧隆起，可触及脱位的月骨，这也是月骨脱位的一个较为明显的体征。

（3）握拳叩击试验阳性：当患者握拳时，第三掌骨头会有塌陷，若纵向叩击第三掌骨头，可能会导致腕部出现明显疼痛。

（4）正中神经压迫症状：正中神经在腕部通过，当月骨脱位时，可能会对正中神经产生压迫，进而导致桡侧三个手指出现麻木或感觉障碍。这种神经压迫症状不仅会给患者带来不适，还可能影响手部的精细动作和感觉功能。

（5）影像学检查：X线检查可见月骨远侧凹形的关节面与头状骨分离而转向掌侧，头状骨已不在月骨的凹形关节面上。

（三）掌指关节脱位

掌指关节脱位常见于篮球、排球、体操等运动项目中，这些运动项目的特点是需要运动员频繁地使用手部进行各种动作，如接球、击球、抓握等，这使得手部关节承受了较大的压力和冲击力，从而增加了掌指关节脱位的风险。

1. 损伤机制

掌指关节作为一个双轴关节，其独特的结构和功能在一定程度上决定了它在特定外力作用下可能出现的复杂状况，其中较为突出的问题便是脱位及复位的困难。

从结构特点来看，掌指关节由近节指骨基底、掌骨头、掌板、侧副韧带和关节囊共同组成。掌指关节囊在掌面形成的腱板是其结构中的一个重要部分，腱板的远端坚韧，而近端则相对松软，它支撑着屈指肌腱的腱鞘。这种结构特点使得掌指关节在发挥正常功能的同时，也存在着一定的潜在风险。例如，当手指遭受暴力，从掌侧向背侧推压，进而导致过度背伸时，掌骨头会突破掌侧关节囊的薄弱部位。与此同时，掌侧腱板会发生撕裂，近节指骨便会向掌骨头的背侧脱位。

值得注意的是，掌指关节脱位后的复位极为困难。因为脱位发生后，由于屈指肌腱和腱鞘呈放射状排列，且肌腱偏尺侧，这就使得脱位部位的软组织处于紧张状态。在这种情况下，进行复位就变得异常困难，尤其是当掌骨头周围的软组织被卡住时，复位的难度更是大大增加。这种复位困难不仅给患者带来了极大的痛苦，也对治疗提出了更高的要求。

2. 症状体征

（1）有明显的外伤史，伤后局部肿胀、疼痛、功能障碍。

（2）掌指关节活动受限，指间关节主动伸直困难。

（3）受伤掌指关节的掌侧有掌骨头突出，近节指骨向背侧脱出，掌指关节呈过度背伸畸形，掌侧皮肤呈现橘皮状皱纹。

（4）影像学检查可明确诊断脱位。

（四）指间关节扭挫伤

指间关节扭挫伤在篮球、排球等运动项目中较为常见。指间关节扭挫伤在初期表现出的肿痛症状往往较轻，这使得许多伤者对其重视程度不够。他们可能认为这种损伤并不严重，不会对日常生活和运动造成太大的影响，因而没有采取积极的防护和治疗措施。但是，这种忽视可能会带来严重的后果，可能会出现手指活动功能障碍的后遗症。

1. 损伤机制

指间关节的两侧存在侧副韧带，这一韧带在关节不同的屈伸状态下会呈现出不同的状态。当关节屈曲时，侧副韧带处于松弛状态；而当关节伸直时，侧副韧带则变得紧张起来。同时，侧副韧带与掌板共同形成了一个三维稳定空间。正是由于这样的结构特点，使得手指在遭受向侧方偏曲或过伸性扭伤时，往往会引发一系列的损伤。比如，常常会出现侧副韧带在近侧起点断裂的情况。这是因为在侧方偏曲或过伸的瞬间，侧副韧带受到的拉力超过了其所能承受的极限，而近侧起点处相对薄弱，所以容易断裂。同时，掌板于远侧止点撕脱骨折合并韧带损伤也较为常见。由于掌板与侧副韧带的紧密联系，在这种外力作用下，掌板远侧止点处的骨质可能会被撕脱，并且伴随着韧带的损伤。此外，关节囊撕裂也是可能出现的损伤之一，严重的时候甚至会产生关节脱位。

2. 症状体征

（1）手指韧带撕裂：疼痛剧烈、肿胀严重。检查时指关节的一侧副韧带有明显压痛，直伸位侧搬分离试验结果为阳性，为诊断手指韧带撕裂的主要体征。

（2）关节囊前壁或腱板断裂：关节背伸范围加大。被动活动时，如果有撕脱骨片，常有轻的骨擦音；如果骨片嵌入关节，关节纵轴挤压时有疼痛感。

第三章　运动损伤的急救处理

本章的主要内容为运动损伤的急救处理，分为五个部分，依次是出血的急救处理、骨折的急救处理、关节脱臼的急救处理、心肺复苏、伤者搬运方法。

第一节　出血的急救处理

一、出血的分类

血液从损伤的血管外流称为出血。出血分为外出血和内出血两种。

"外出血指血液从皮肤创口处向体外流出，是运动损伤中较为常见的一种。外出血按受伤血管不同，可分为动脉出血、静脉出血和毛细血管出血三类，但一般所见的出血多为混合型出血"。[①]

内出血指的是血液从损伤的血管内流出后向皮下组织、肌肉、体腔（包括颅腔、胸腔、腹腔和关节腔）及胃肠和呼吸器官内注入。内出血可以分为三种不同的类型，每一种类型都有着各自的特点和潜在的危险。首先，组织内出血，这其中包括皮下组织、肌肉等部位的出血。皮下组织出血时，可能会在皮肤表面形成瘀斑或者血肿。这些瘀斑或血肿看似只是皮肤颜色的改变或者局部的肿胀，但实际上是血管破裂后血液在组织间隙内积聚的结果。肌肉组织内出血同样不容小觑，它可能会影响肌肉的正常功能，导致肌肉疼痛、无力，严重时甚至会影响肢体的运动。其次，体腔出血也是内出血的一种重要类型，它包括胸腔出血和颅内出血，一旦出血，会对人体器官产生巨大的压迫，严重时可导致伤者昏迷甚至死亡。最

---

①刘忠民，倪维广．体育保健与健康 [M]．长春：吉林大学出版社，2014：109.

后，管腔出血主要指胃肠道出血，胃肠道是人体消化和吸收的重要器官，胃肠道出血可能会导致便血或者呕血等症状，长期的胃肠道出血还可能导致贫血等并发症，影响身体的正常代谢。

内出血较外出血性质严重，因为外出血时，血液流出体外，人们可以直观地看到出血的情况，从而及时采取止血等措施，然而当出现内出血时，血液在体内积聚，很多时候没有明显的外部表现，可能仅仅是局部有轻微的疼痛或者不适，很容易被当作是普通的跌打损伤而被忽略，直到症状严重时才被发现，但此时可能已经对身体造成了不可逆转的损害。

二、止血的方法

常用的止血法有指压止血法、填塞止血法、止血带止血法等。

不同部位止血操作如下。

头部出血：当头部出血时，压迫颞浅动脉是一种有效的止血手段。我们可以在耳屏前方找到颞浅动脉的搏动点，然后将动脉压在颞骨上，从而达到止血的目的。

面部出血：面部出血时应压迫颌外动脉，"其压迫点在下颌角前面约 1.5 cm 处，用手摸到搏动后将该血管压迫在下颌骨上"[1]。

上肢出血：如果是肩部和上臂出血，可压迫锁骨下动脉进而达到止血效果。

前臂出血：前臂出血时，可压迫肱动脉实现有效的止血。

大腿出血：对于大腿出血，压迫股动脉是常用的止血方法，压迫点位于腹股沟韧带中点处。

止血方法的选择并非单一的，而是要根据出血情况和部位，灵活地使用或结合多种止血方法。下面介绍几种外出血常用的止血方法。

（一）指压止血法

1. 直接指压止血法

直接指压止血法是一种较为直接的止血方式，只需要用手指直接压迫出血动

---

①李明学 . 大学体育导学：体育理论篇 [M]. 苏州：苏州大学出版社，2007：66.

脉的近心端，就可以达到止血的目的。为了避免感染，在进行直接指压止血时，可用消毒敷料或清洁物覆盖伤口。例如，当手部出现伤口并伴有出血时，我们可以迅速用手指按压伤口近心端的动脉，同时用消毒纱布覆盖伤口，这样既能止血，又能减少感染的风险。

2. 间接指压止血法

间接指压止血法则是通过压迫浅部动脉，阻断血液流向出血部位，从而实现暂时止血的效果。这种方法适用于动脉出血，虽然它只是一种临时止血措施，但在关键时刻却能发挥重要作用。常见的 6 个止血点包括颞浅动脉、颌外动脉、锁骨下动脉、肱动脉、股动脉，以及胫前、胫后动脉。

以下是 6 个重要的止血点及其操作方法。

（1）颞浅动脉止血点：位于耳屏前方，用手指摸到搏动后，将该动脉压在颞骨上。

（2）颌外动脉止血点：在下颌角前面约 1.5 cm 处，摸到搏动后将血管压迫在下颌骨上。

（3）锁骨下动脉止血点：在锁骨上窝、胸锁乳突肌外缘，用手指将该动脉向后内正对第一肋骨压迫。

（4）肱动脉止血点：可压迫前臂出血部位对应的肱动脉。

（5）股动脉止血点：按压点在腹股沟韧带中点处。

（6）胫前、胫后动脉止血点：根据具体出血部位，准确找到并压迫相应动脉在骨面上的位置。

（二）填塞止血法

填塞止血法是通过将纱布塞入伤口并加以加压固定，借助适当的压力促使破裂的微小血管收缩，进而达到止血的效果。

填塞止血法主要应用于脓肿切开引流术后、皮脂腺囊肿切除后，以及脂肪瘤切除术后的伤口。这些手术之后的伤口往往较大且较深。以脓肿切开引流术为例，手术切开脓肿后，会形成一个相对较大且深度较深的创口。在这样的创口内，由于手术操作对局部组织的影响，会存在许多微小的创面破裂出血情况。填塞止血法此时就可以发挥其作用。当把纱布填塞到伤口中并进行加压固定时，纱布对伤口内部的压力会均匀地分布在各个微小创面上。这种压力会刺激那些破裂的微小血管，使它们产生收缩反应，而血管收缩后，血液的流出就会被有效地阻止，从而达到止血的目的。

然而，填塞止血法并非万能的，它有着明确的适用限制。这种方法仅仅适用于微小创面破裂出血。这是因为它所提供的压力是有限的，并且主要是针对微小血管起作用。对于动脉或静脉破裂出血，填塞止血法无法起到有效的止血作用。

（三）止血带止血法

在应对紧急出血情况时，止血带止血法是一种重要的手段，但它的使用有着严格的条件和要求，仅在四肢大出血且其他止血方法无法奏效时才能应用。止血带可分为橡皮管止血带（橡皮条和橡皮带）、气性止血带（如血压计袖带）和布条止血带。其操作方法各不相同。

1. 橡皮管止血带

使用橡皮管止血带时，首先，需要将止血带的一端用左手紧握，确保在施加压力时手不会滑动。其次，右手将止血带绕过伤肢一圈半，这个过程需要保持适当的张力，以确保能够有效地压迫血管、减少出血。最后，在形成活结后，要将其固定，并保持"A"字形的外观，这样可以确保止血带不会松脱，同时也方便观察伤情。

2. 气性止血带

气性止血带是一种通过气压来控制出血的现代止血设备，通常使用血压计袖带来实现。止血时将袖带包裹在伤肢上，通过打气的方式逐渐增加袖带内部的压力，直到出血停止为止。气性止血带的优点在于其能够精确控制施加的压力，减少对周围组织的损伤。不过，在使用气性止血带时，施救者需要密切观察伤者的反应，确保在施加压力的过程中不会造成不适或疼痛。

3. 布条止血带

在使用布条止血带时，首先，需要将其缠绕伤肢一圈，打一个蝴蝶结。此时，可以取一根小棒穿过布带圈内，提起小棒拉紧布条，以增加施加的压力。其次，将小棒顺时针方向绞紧，然后将绞棒的一端插入蝴蝶结环。最后，拉紧活结，并与另一头打结固定。布条止血带的优点在于材料易得，操作简单，适合在各种环境中使用。尤其是在缺乏专业止血设备的情况下，布条止血带能够发挥重要作用。然而，使用布条止血带时也需要注意施加的压力，避免造成肢体缺血或其他并发症。

使用止血带时应注意以下几点。

首先，部位的选择，止血带应绑在出血部位的近心端。因为绑在近心端可以更有效地阻断血液的流动，减少出血量。例如，对于上肢出血，止血带应绑在上臂的上 1/3 处；对于下肢出血，止血带应绑在大腿的中上部。具体位置需根据肢体部位的不同进行准确选择，以确保止血效果的最大化。

其次，衬垫的使用也是至关重要的。在使用止血带时，应确保有衬垫，以避免止血带直接接触皮肤。这是为了防止止血带对皮肤造成损伤，如擦伤、压伤等。衬垫可以选择毛巾、纱布等柔软的物品，将其垫在止血带与皮肤之间，起到保护作用。

再次，松紧度的掌握是止血带止血法的关键之一。止血带应调整至使出血停止且远端脉搏消失的程度为宜。如果止血带过松，无法达到有效止血的目的；而过紧，则可能会对组织造成损伤，甚至导致肢体坏死等严重后果。因此，在使用止血带时，需要仔细调整松紧度，确保既能有效止血，又不会对肢体造成过度伤害。

最后，时间的控制也是不容忽视的。止血带不能长时间持续使用，否则会导致肢体缺血坏死。一般来说，每半小时（上肢）或每小时（下肢）需要放松一次止血带，放松时间为 1～2 mm。这样可以让肢体得到短暂的血液供应，降低缺血损伤的风险。

三、包扎的方法

伤口包扎有助于伤口的早期愈合，使伤员能够更快地恢复健康。

（一）加压包扎法

加压包扎法主要用于小静脉和毛细血管出血的情况。在进行加压包扎时，首先要用无菌纱布覆盖伤口，这是为了避免直接接触创面。如果没有无菌纱布这种理想的材料，也可以使用消毒卫生巾或餐巾代替。在覆盖好伤口后，再用三角巾或绷带进行加压包扎，并且包扎的范围要略大于伤口，这样可以确保对出血部位的有效压迫，达到止血的目的。

（二）绷带包扎法

绷带包扎法包括环形包扎法、螺旋形包扎法、转折形包扎法、"8"字形包扎法、三角巾包扎法（头部包扎法、大悬臂带、小悬臂带）。下面进行具体论述。

1. 环形包扎法

环形包扎法适用于头额部、手腕、小腿下部等粗细均匀的部位。这种包扎方法操作相对简单，通过将绷带缠绕在受伤部位，形成一个环形的包扎结构，能够稳定地覆盖伤口并起到固定作用。

2. 螺旋形包扎法

螺旋形包扎法适用于肢体粗细相差不大的部位，如上臂、大腿下段、手指等。在操作时，绷带以螺旋的形式缠绕在肢体上，既能保证包扎的紧密性，又能适应肢体的形状。

3. 转折形包扎法

转折形包扎法适用于前臂、大腿、小腿等粗细差距较大的部位。由于这些部位的粗细变化明显，单纯的环形或螺旋形包扎无法很好地贴合，转折形包扎法在粗细变化处进行转折，使绷带能够全面地覆盖伤口并提供有效的包扎效果。

包扎开始时，首先采用环形包扎法，为后续的转折形包扎打下基础。其次，在环形包扎的基础上，用一个拇指压住绷带的上缘，以防止绷带滑动。这个步骤非常重要，因为它能够确保绷带在包扎过程中保持稳定，避免因移动而影响包扎效果。最后，将绷带的上缘反折，这样可以形成一个新的包扎层。值得注意的是，在进行下一圈包扎时，每圈应覆盖前一圈的 1/3 至 1/2，这样的覆盖方式能够确保包扎的紧密性，同时避免绷带松动或脱落。

4. "8"字形包扎法

"8"字形包扎法多用于包扎肘、膝、踝等关节处。

从关节上方开始，先采用环形包扎法，后将绷带斜形缠绕，一圈绕关节的上方，一圈绕关节的下方，两圈在关节凹面交叉，反复进行，逐渐远离关节，每圈压住前一圈的 1/3 至 1/2。

从关节下方开始，先采用环形包扎法，后由下而上、由上而下地来回做"8"字形缠绕。逐渐靠拢关节，最后以环形包扎法结束。

5.三角巾包扎法

三角巾包扎法包括头部包扎法、大悬臂带、小悬臂带。

（1）头部包扎法

将三角巾底边置于前额，顶角在后，将底边从前额绕至头后，压住顶角并打结。若底边较长，可在枕后交叉再绕至前额打结。最后把顶角拉紧并向上翻转固定。

（2）大悬臂带

大悬臂带用于除锁骨和肱骨骨折以外的上肢损伤。将大三角巾顶角放在伤肢后，一底角放在健侧肩上，肘关节屈曲90°放在三角巾中央，另一底角上折，包住前臂并在颈后与上方底角打结。最后把肘后的顶角折在前面，用别针固定。

（3）小悬臂带

小悬臂带用于锁骨和肱骨骨折。将大三角巾叠成四横指宽的宽带，中央放在伤侧前臂的下 1/3 处，两端在颈后打结。

包扎时应做到动作轻巧，不要碰撞伤口，以免增加出血量和疼痛。接触伤口面的敷料必须保持无菌，以免增加伤口感染的风险。包扎要快且牢靠，松紧度要适宜，打结时应避开伤口和不宜压迫的部位。包扎一般用绷带和三角巾。绷带包扎应从伤处的远心端到近心端，尽可能使四肢指（趾）端外露，以便观察末梢血液循环的情况，包扎结束时，绷带末端用黏膏固定。

第二节　骨折的急救处理

骨折是指骨的完整性及连续性发生断裂。骨折急救的目的是在现场急救中用简单而有效的方法抢救生命，保护患肢，把伤者安全迅速地运送至医院。

一、骨折的原因与分类

（一）骨折的原因

引起外伤性骨折的暴力，按其作用的性质和方式可分为直接暴力、传达暴力、牵拉暴力和积累性暴力四种。

1. 直接暴力

当骨折发生在暴力直接作用的部位时，就可将其归为直接暴力所致的骨折。

2. 传达暴力

传达暴力也是造成骨折的常见暴力类型。与直接暴力不同的是，传达暴力骨折发生在暴力作用点以外的部位。例如，当一个人跌倒时手掌撑地，地面的冲击力会通过手臂向上传导，这种冲力传导到上肢的其他部位时，可能就会引起上肢骨折。

3. 牵拉暴力

牵拉暴力往往是由于肌肉不协调收缩或韧带突然紧张，导致附着部位发生撕脱骨折。以起跳为例，在起跳的瞬间，肌肉会突然剧烈收缩。如果肌肉的收缩不协调，就可能对其附着在骨骼上的部位产生过大的牵拉力量，从而引发骨折。

4. 积累性暴力

积累性暴力，也称为疲劳性骨折，是多次或长期的重复暴力作用的结果。比如，长期从事跑跳运动的人，由于反复的跑跳动作，骨骼在不断承受着微小的损伤积累。虽然每次的跑跳产生的冲击力可能并不足以直接导致骨折，但是随着时间的推移，这些微小损伤不断累积，最终就会导致骨折的发生。

（二）骨折的分类

1. 按周围软组织的病理情况划分

（1）闭合性骨折：其特点是皮肤或黏膜完整，骨折断端与外界不相通。这种骨折类型感染的风险较低，因为外界的细菌难以直接接触到骨折部位。

（2）开放性骨折：在这种骨折类型中，骨折锐端会穿破皮肤，直接与外界相通。这一特性使得开放性骨折极易引起感染，细菌可能会通过伤口侵入骨折部位，进而可能导致骨髓炎和败血病等严重的并发症。

2. 按照断裂的程度划分

（1）不完全骨折：不完全骨折是指骨的连续性未完全破坏的情况。不完全骨折往往意味着骨骼仍然保留了一定的结构完整性，这对于骨折的愈合是比较有利的。

（2）完全骨折：完全骨折对骨骼结构的破坏更为严重，会影响骨骼的支撑和运动功能。在治疗时，不仅要将断裂的骨骼复位，还需要考虑如何固定，以促进骨骼的愈合，并且要防止在愈合过程中出现畸形愈合等不良情况。

3. 按照手法复位外固定后的稳定性划分

（1）稳定骨折：稳定骨折的骨折面较为规则，经复位后不易再移位。医生在处理稳定骨折时，可以采用相对简单的固定方式，如石膏固定等。

（2）不稳定骨折：不稳定骨折则情况较为复杂，像斜面骨折、螺旋骨折、粉碎骨折等都属于不稳定骨折。这些类型的骨折复位后容易再移位，这就给治疗带来了很大的挑战。医生可能需要采用更为复杂的固定方法，如钢板内固定、髓内钉固定等，以确保骨折部位在愈合过程中能够保持稳定，从而促进骨折的正常愈合。

二、骨折的症状与体征

（一）疼痛

疼痛是骨折最为明显和直接的症状。初期，伤者可能会感到轻微的不适，但随着时间的推移，疼痛通常会加重。特别是在尝试活动或施加压力时，疼痛可能变得更加剧烈。

（二）肿胀和皮下淤血

骨折后，受伤部位通常会出现肿胀。这是由于骨骼及周围软组织的血管破裂，导致局部出血和肿胀。肿胀可能在受伤后几小时内显著加重，影响肢体运动。此外，局部的皮下淤血也常见，可能表现为青紫色的瘀斑。这种淤血是由于血液渗出到皮下组织造成的，随着时间的推移，淤血的颜色可能会发生变化，从红色转为紫色，再到黄色，最终逐渐消退。

（三）功能障碍

骨折还会导致明显的功能障碍。由于疼痛、肌肉痉挛和其他组织损伤，伤者可能无法正常使用受伤的肢体。

（四）畸形

在完全骨折的情况下，骨折端可能出现移位，导致肢体的畸形。

（五）异常活动或骨摩擦音

四肢长骨的完全骨折可能导致非关节处出现异常活动。与此同时，伤者在轻微移动肢体时，可能会听到骨断端之间的摩擦音，这是诊断完全骨折的重要参考指标。

（六）压痛和震痛

骨折部位通常会表现出明显的压痛。此外，叩击远离骨折处的部位也可能引发剧烈的疼痛，这种现象被称为震痛。

三、骨折的急救原则

（一）就地固定

骨折发生后，首先需要进行就地固定，这是急救中的首要原则。在固定的过程中，特别需要注意的是，未进行固定的伤者不应随意移动，尤其是大腿、小腿和脊柱骨折的伤者。

（二）先止血再包扎伤口

在骨折的急救过程中，若伤口伴随出血，必须优先进行止血，选择何种方法止血应根据出血的严重程度及伤口的位置来决定。

四、骨折现场急救方法

止血是现场急救的第一步，尤其在遇到骨折引起的出血情况下。出血不仅会导致血容量的减少，还可能引发休克，甚至危及生命。现场急救人员应根据出血的性质和部位，选择适当的止血方法。对于骨折伤者，进行临时固定是现场急救的重要措施之一。临时固定可以有效减少伤肢的活动，降低二次损伤的风险，同时也能减轻伤者的疼痛。在进行固定时，急救人员需确保固定装置的稳固性，但又要避免影响血液循环。

妥善地固定是骨折急救处理时最重要的一项，急救临时固定的目的有以下三个。

（1）避免骨折再次损伤血管神经。

（2）固定后可以缓解疼痛，有利于防止休克。

（3）便于迅速地搬运伤者。

五、身体各部位骨折急救的方法

（一）前臂骨折

对于前臂骨折的急救，首先需要对伤肢进行固定，此时，可以使用一块与从肘关节到手掌的长度相同的木板或杂志，将其放置在前臂的外侧，确保固定牢靠。固定后，应使用三角巾将前臂悬吊于伤者胸前，减轻前臂的负担，避免运动导致的二次伤害。另外，悬吊的姿势可以帮助伤者减轻疼痛，并提供更好的舒适度。

（二）上臂骨折

上臂骨折同样需要立即进行固定，以防止骨折端的移动。急救人员可以利用一块与从肩峰到肘尖的长度相同的木板或硬纸板进行固定。将木板放置在上臂的外侧，然后用绷带或布带将其固定，确保固定牢靠且不影响血液循环。为了进一步减轻疼痛，应使用三角巾将前臂悬吊于胸前，保持伤肢在一个稳定的位置。如果没有合适的固定器材，可以用皮带将上臂固定在胸部，减少运动造成的伤害。

（三）锁骨骨折

三角巾固定法是处理锁骨骨折的有效方法。首先，急救人员可以在伤者腋下垫上棉垫，以提供缓冲并提高舒适度。其次，将三角巾绕过肩前，打结固定，确保锁骨区域的稳定性。

（四）肋骨骨折

对于肋骨骨折的急救，首先需在骨折处垫上棉垫或布，以减轻疼痛。其次，使用多头带进行固定，并在伤者呼气时将带子紧紧固定在胸部，确保固定的同时不过度压迫胸腔。此举能够减轻呼吸时骨折部位的疼痛，同时保持胸部的稳定性，降低进一步损伤的风险。

（五）大腿骨折

对于大腿骨折的急救，急救人员需使用一块长度相当于足跟至腋下距离的木板进行固定，确保大腿保持在一个稳定的位置。此外，应将木板放置在大腿的外侧，并用布带进行紧扎，确保固定牢靠，避免在转运过程中发生位移。

（六）小腿骨折

急救人员可以使用两块或一块长木板固定大腿和小腿，确保骨折部位的稳定。另外，需将木板分别固定在大腿和小腿的外侧，并用绷带缠绕固定，确保固定牢靠且不影响血液循环。

（七）胸腰椎骨折

伤者不宜站立或坐起，以免引起或加重脊髓损伤，抬动伤者时不要让伤者的躯干前屈，伤者必须仰卧在担架或门板上。

（八）颈椎骨折

伤者仰卧位，头固定在正中（不垫枕头）。两侧垫卷叠的衣服，防止颈部左右转动。不要轻易搬动，否则有引起脊髓压迫的危险，可能造成四肢与躯干的高位截瘫，甚至死亡。

六、骨折的治疗方案

治疗要使受伤的肢体最大限度地恢复功能。治疗方法主要包括复位、固定和康复训练。

（一）复位

骨折发生时，骨骼断端常常会发生移位，而复位的意义就在于将这些移位的骨骼断端恢复到正常位置，为骨骼的正确愈合创造最基本的条件。不需要进行手术操作就能完成复位的方式被称为闭合复位。

（二）固定

复位完成后，固定是必不可少的环节。固定的目的在于防止骨骼再次移位，进而为骨折的愈合提供稳定的环境。在众多的固定方法中，外固定是较为常见的方式。石膏、夹板、支具和牵引等都是常用的外固定手段。不过，还有一些复杂的骨折情况中可能需要做手术进行内固定。此时，医生会使用钉、板、螺钉、棒或黏胶等器械，将骨折的断端牢牢固定在一起，确保其在愈合过程中不会发生移位。

（三）康复训练

关于康复训练的内容在第五章进行具体论述，因而这里不再赘述。

第三节　关节脱臼的急救处理

一、关节脱臼的概念

关节脱臼又名关节脱位。在正常情况下，各个骨头的关节面保持着精准的对应关系，然而，当其不在对应位置时，就说明出现了关节脱位。值得注意的是，一旦发生脱位，绝不仅仅是关节面的错位这么简单。关节周围的关节囊、韧带、软骨和肌肉等软组织都会受到牵连。与此同时，脱位部位往往会出现肿胀和血肿。因为关节脱位时，周围的血管可能会破裂出血，血液渗出聚集在关节周围。如果对这种情况不加以重视，任由其发展，那么血肿会逐渐机化，并和周围的组织粘连在一起，进而使原本灵活自如的关节只能进行非常有限的活动。所以，无论是从关节脱位本身的复杂性，还是从其可能引发的严重后果来看，我们都必须高度重视关节脱位这一现象。

二、各关节脱位的应急处理

（一）肘关节脱位

肘关节脱位是一种较为常见的损伤，通常是由于运动过程中遭受间接暴力所致，尤其是在摔倒时上肢外展、手掌着地的情况下，肘关节极易受到损伤而发生脱位。

（1）应急救援措施：发生肘关节脱位时，如果没有救援人员在场，伤者自己应保持冷静，避免因惊慌而强行拉直伤肢，这样的错误操作可能会导致进一步的损伤。此时，伤者应将肘关节半屈曲固定在前胸，以减轻疼痛和避免进一步损伤，然后尽快前往医院接受专业治疗。倘若有他人进行救助，且无法确定是否伴随骨折时，强行复位是绝对不可取的。这种情况下，应采用三角巾将伤肢悬吊固定，并等待医生的进一步处理。这样可以避免因不当操作而加重伤情，并为后续的治疗创造有利条件。

（2）肘关节脱位手法复位：除了应急救援措施，肘关节脱位的复位手法也是治疗的关键。当伤者处于坐位时，助手需要进行对抗牵引，以帮助维持伤肢的稳定。治疗者则通过持续牵引和推压手法，使脱位的肘关节得以复位。在肘关节成功复位后，还需要进行适当的固定和后续的功能锻炼。复位后的肘关节应屈曲90°，并用三角巾或石膏托进行固定。这样可以保持肘关节的稳定性，有利于损伤组织的修复。一般来说，外固定需要持续2～3周，之后便可去除外固定，开始进行功能锻炼。功能锻炼对于恢复肘关节的功能至关重要，它可以帮助增强肌肉力量，提高关节的灵活性和稳定性，促进伤肢的全面康复。

（二）肩关节脱位

肩关节脱位可分为前脱位和后脱位两种情况。其中，前脱位的发生率相对较高，这一类型的脱位通常是由间接暴力所引发的。例如，当人们不慎摔倒时，手掌或者肘部着地，这种冲击力就可能会传导至肩关节，进而导致肱骨头脱位。而后脱位则较为少见，它往往是前向后的暴力作用或者在身体处于内收内旋位时跌倒所造成的。

（1）临床表现。

①伤肩肿胀、疼痛，主动和被动活动受限。

②伤肢弹性固定于轻度外展位，常以健手托伤臂，头和躯干向患侧倾斜。

③肩三角肌塌陷，呈方肩畸形，在腋窝、喙突下或锁骨下可触及移位的肱骨头，关节盂空虚。

（2）肩关节复位法。

在进行肩关节复位时，伤者需仰卧，而急救者则需在患侧进行徒手牵引，这一牵引动作是复位的重要起始步骤。与此同时，急救者还需利用脚跟在伤者的腋窝处形成反牵引力，这种双向的牵引能够为复位创造有利的条件。当伤者的肩部肌肉在牵引的作用下逐渐松弛之后，急救者会进行内收和内旋动作，从而使肱骨头能够顺利地滑入肩盂，完成复位操作。不过，复位成功并不意味着治疗的结束，复位后还需要进行固定。固定的时间通常为 3 周，3 周之后，就需要开始进行肩关节功能恢复训练，促使肩关节更快地恢复。

三、关节脱位的西医治疗

（一）治疗原则

在关节脱位的治疗过程中，应遵循以下治疗原则。

首先是复位。尽早进行手法复位能够显著提高复位的成功率及提升治疗效果。因为在关节脱位发生后，关节周围的组织还未发生严重的继发性改变，在这个时候进行复位，能够更容易地将脱位的关节恢复到正常状态。

其次是固定。复位后的关节需要被固定在一个稳定的位置，这对于关节囊、韧带和肌肉的修复愈合有着不可替代的作用。一般来说，固定的时间为 2~3 周。这个时间范围是基于人体组织修复的生理过程确定的。在这段时间内，受损的关节囊、韧带和肌肉能够逐步恢复其正常的结构和功能。

最后是功能锻炼。在关节固定期间，伤肢不是完全处于静止状态的，还要进行关节周围肌肉的活动和伤肢其他关节的主动运动。这一环节对于关节脱位后的康复同样意义重大，有助于修复受损组织，同时也能避免肌肉萎缩和关节僵硬。

（二）常见治疗方法

1. 肩关节脱位

（1）希氏法。在这种方法中，伤者需仰卧，而治疗者则需将脚跟置于伤者腋窝部，以此作为支点来牵引伤肢。然后，治疗者需轻轻摇动或内外旋伤者上肢，并逐渐向其躯干靠拢。这个过程需要治疗者具备丰富的经验和精准的操作技巧，每一个动作都要恰到好处，这样才能顺利完成复位。

（2）牵引上提法。这种方法要求伤者坐在座位上，助手牵引伤肢并固定上胸，而治疗者则用手指在伤者腋下提拉移位的肱骨头以实现复位。值得注意的是，当复位操作完成后，为了确保完全复位，必须进行 X 线检查。X 线检查能够清晰地显示肩关节的结构，准确判断肱骨头是否已经完全回到正常的解剖位置。只有在确定完全复位后，才能进行后续的固定操作。一般采用胶布或绷带固定，固定时间为3周。

如果采用上述手法复位不成功，就需要进行手术开放复位。

2. 肘关节脱位

伤者处于平卧位，助手固定伤肢上臂做对抗牵引，治疗者握其前臂向远侧顺上肢轴线方向牵引。复位后上肢石膏托固定于功能位3周。

第四节　心肺复苏

一、心肺复苏的概念

在现代医疗急救领域，心肺复苏（CPR）是最重要的急救知识技能。当一个人的心脏突然停搏时，心肺复苏是那根能将生命拉回安全地带的救命绳索。心肺复苏主要通过胸外心脏按压和人工呼吸两大关键操作来对心脏停搏患者实施急救。胸外心脏按压是指通过有节律地按压胸部特定区域，将心脏内的血液挤压出去，流向身体的重要器官，从而在关键时刻为患者争取到宝贵的存活时间。当心脏停搏时，呼吸往往也会随之停止或者变得极为微弱。此时，就需要通过人工呼吸将新鲜的氧气输送到患者的肺部，使患者的肺部能够得到有效的气体充盈，为患者的生命延续带来希望。

二、实施心肺复苏的紧迫性

当一个人的呼吸和心搏骤停时，身体的各个器官，尤其是大脑，会迅速面临缺氧的危机。大脑是一个敏感且脆弱的器官，对氧气的依赖程度极高。一旦缺氧，脑细胞会在短时间内受到损伤，而且这种损伤往往是不可逆的。如果在呼吸心搏骤停后的4 min内能够及时进行有效的心肺复苏，就有可能为患者赢得宝贵的生存机会，显著提高其存活率。而延误救治时间是极其危险的，每耽误1 min，心肺复苏的成功率就会下降7%～10%。当延误的时间过长时，即使最终能够恢复心跳和呼吸，患者也可能因为脑细胞受到了不可逆性的损伤而出现严重的后遗症，甚至成为植物人。

三、心肺复苏的时间

何时终止心肺复苏是一个非常严肃且需要谨慎对待的问题。这一问题应由专业的医生或抢救组首席医生根据患者的具体情况进行全面综合的评估后才能作出回答。在评估过程中，需要考虑多个关键因素。其中，心肺复苏的时间是一个重要的考量方面。心肺复苏持续的时长直接反映了抢救的进程及患者对复苏措施的反应。较长时间的心肺复苏可能意味着患者的身体对复苏操作的耐受性提高且恢复的可能性在逐渐降低。除颤次数也是不容忽视的因素。除颤是心肺复苏过程中针对某些心律失常情况的重要手段，如果除颤多次后仍未达到预期效果，这可能暗示着患者的心脏功能恢复面临着较大的困难。按照国际规定，在有效连续抢救超过 30 min 且无效果时，可以考虑终止心肺复苏。这一规定是基于大量的临床实践和研究数据得出的，在这段时间内，如果患者没有出现任何积极的生命体征恢复迹象，如自主心跳、呼吸等，那么继续抢救成功的可能性会变得非常低。然而，这仅仅是一个一般性的规定，在实际抢救过程中，还需根据现场情况进行判断。

四、心肺复苏"生存链"

（一）心肺复苏"生存链"的概念

"生存链"作为重要急救概念，涵盖从第一目击者到专业急救人员救援的系列环节，其普及实施有助于提高危急患者获救成功率。

心肺复苏"生存链"是指发生心搏骤停时维持患者生命的五个环节，包括早期识别与呼救；早期心肺复苏；早期除颤；早期高级生命支持；心搏骤停后综合救治。

（二）心肺复苏"生存链"的五大环节

第一环节：早期识别与呼救。

在这个阶段，及早发现患者出现的心脏性猝死征兆至关重要。只有在早期发现并及时发出求救信号，才能为后续的急救治疗争取到宝贵的时间。

第二环节：早期心肺复苏。

当发现心搏骤停时，现场急救人员的行动必须迅速而果断。若在医院急救人员到达前就已开始进行心肺复苏，患者的生存率将会显著提高。

第三环节：早期除颤。

使用自动体外除颤器（AED）进行快速除颤，对提升院外心搏骤停者的生存率起到了关键作用。除颤完成后，救护人员需要立即进行心肺复苏，并继续评估患者的心率。因为除颤只是恢复正常心律的一种手段，而心肺复苏则可以在等待除颤设备或除颤后的一段时间内维持患者的基本生命功能。通过持续的评估和相应的处理，可以最大程度地提高患者的生存率。

第四环节：早期高级生命支持。

第四环节由专业医疗救援队接替应急救护人员完成。一般需由 2 人以上组成的院前急救小组对心搏骤停者提供更有效的生命支持。

第五环节：心搏骤停后综合救治。

第五环节即使已出现自主循环恢复，仍要强调多学科综合优化救治，从心搏骤停识别开始，经心肺复苏后一系列救治，直至患者存活出院。

对应急救护而言，第一、二环节非常重要和关键。未经培训的现场人员可以在电话指导下直接做单纯胸外心脏按压；受过急救培训的救护员可使用 AED 在现场实施除颤。后两个环节由专业急救人员操作或在医院内进行。

五、心肺复苏的操作程序

心肺复苏的操作程序为：判断识别—呼叫—心肺复苏体位—人工循环（胸外心脏按压）—开放气道—人工呼吸—复原体位—评估患者。

（一）判断识别

如果判断识别患者无意识、无呼吸（或叹息样呼吸），应立即将患者置于心肺复苏体位（去枕仰卧位），按顺序做心肺复苏。准确地判断患者心跳、呼吸停止需要救护人员有迅速反应的能力，判断必须迅速。

（1）判断意识：救护人员在患者身旁快速判断其有无损伤和反应，判断成人意识可轻拍患者双肩，并大声呼叫："你怎么了？"患者无动作或应答，即判断为无意识。

（2）判断呼吸：如果患者无意识，应立即检查患者有无呼吸。如患者为俯卧位，先将其翻转为仰卧位再检查呼吸。保持患者呼吸道通畅，采用"听、看、感觉"的方法判断呼吸，检查时间约 10 s。

（二）呼叫

当患者无呼吸、无意识（或叹息式呼吸）时，应立即高声呼叫。

（1）"快来人呀，有人晕倒了！"

（2）"我是救护人员！"

（3）"请先生（女士）帮忙拨打 120，如果有除颤仪请取来。"

（4）"有会救护的请帮忙。"

在拨通急救电话后，要清楚地回答急救接线员的询问，并进行简要说明。

（三）心肺复苏体位

在急救过程中，当救护人员判断患者无意识、无呼吸或出现异常呼吸时，应立即将患者置于心肺复苏体位。

（1）救护人员在实施心肺复苏时，根据现场具体情况，选择位于患者一侧，将两腿自然分开与肩同宽跪贴于患者的肩、胸部，有利于实施操作。

（2）将患者的头偏向外侧，双上肢向头部方向伸直。

（3）将患者远离救护人员一侧的小腿放在另一侧腿上，两腿交叉。

（4）救护人员一只手托住患者的后头颈部，另一只手插入其远离救护人员一侧的腋下或胯下。

（5）将患者整体地翻转向救护人员侧（保持脊柱中立位）。

（6）将患者翻转为仰卧位后，再将患者上肢置于身体两侧。

而对于无意识但有呼吸和循环的患者，则应将其翻转为侧卧位，以保持气道通畅。

（四）人工循环（胸外心脏按压）

心肺复苏抢救早期阶段通常不需要过度强调病因鉴别，因为无论是何种病因导致患者处于需要心肺复苏抢救的状态，其抢救过程大体上是相同的，都需要对患者进行胸外心脏按压。胸外心脏按压的每一个步骤都有着严格的要求，它们共同确保了心肺复苏的有效性，进而增加了患者的生存几率。

（1）确定按压部位是胸外心脏按压的首要任务。准确的按压部位为胸部正中，胸骨下半部，这一部位可以通过滑行法进行定位。

（2）将双手十指相扣，一手掌紧贴在患者胸壁，并且要确保按压时双掌根与胸骨垂直。这种姿势能够保证按压的力量均匀地传递到胸骨上，从而有效地对心脏产生挤压作用，促使血液循环。

（3）在进行按压时，肘部需要伸直，并且还要保持上肢呈直线，这样可以确保按压方向垂直于胸骨，从而能够最大程度地发挥按压的效果，避免力量的分散。

（4）按压深度同样有着明确的标准，胸壁下陷 5～6 cm 才能确保是有效按压。过浅的按压无法对心脏产生足够的压力，而过深的按压则可能对患者的胸骨或者内部器官造成损伤。

（5）每次按压后要让胸廓恢复原位，但手掌不离开胸壁，这样能够保证血液回流。按压频率需要保持在 100～120 次 / 分钟，并且还要保持稳定的节奏，确保在 30 次按压内不间断。另外，按压与放松的间隔比应为 1 ：1。

（五）开放气道

在急救过程中，在完成 30 次心脏按压之后，开通气道并保持其通畅成了重中之重。气道就像生命的通道，一旦堵塞，氧气无法顺利进入肺部，生命的运转就会戛然而止。开放气道主要有以下两种方法。

（1）仰头举颌法。仰头举颌法要求救护人员将一只手的小鱼际（手掌外侧缘）置于患者的前额，另一只手食指、中指并拢置于下颌，将下颌骨上提，使其头后仰，并且要确保下颌角和耳垂的连线与地面垂直。这样能够有效地开放气道，为患者的呼吸创造良好的条件。

（2）托颌法（拉拾颌法）。救护人员将双手分别放置于患者头部两侧。握紧患者下颌角，用力向上托下颌。如患者紧闭双唇，可用拇指把患者口唇分开。如果需要进行人工呼吸，则将下颌持续上托，用面颊贴紧患者的鼻孔。此法适用于疑似有头、颈部创伤的患者。

（六）人工呼吸

开放气道后，先进行两次人工呼吸，每次持续吹气时间 1 s 以上，保证足够的潮气量使胸廓起伏。两次人工呼吸后应该立即胸外按压。人工呼吸是一种快捷有效的通气方法，施救者呼出气体中的氧气足以满足患者需求，但首先要确保气道通畅。施救者用置于患者前额的拇指与食指捏住患者鼻孔，吸一口气，用口唇把患者的口全罩住，吹气，每次吹气应持续 1 s 以上，确保患者有胸廓起伏，成人按压和通气的比例为 30 ∶ 2，交替进行。

（七）复原体位

（1）救护人员位于患者一侧。

（2）救护人员将靠近自身的患者手臂肘关节屈曲 90° 置于头部侧方，将患者远侧手臂弯曲置于其胸前。

（3）把换着远离救护人员一侧的膝关节弯曲。

（4）救护人员用一只手扶住患者肩部，另一手扶住患者的膝部，轻轻将患者翻转为侧卧位。

（5）将患者上方的手置于面颊下方，防止面部朝下，打开气道将患者弯曲的腿置于伸直腿的前方。

（6）发现患者头部外伤，则使其处于水平卧位，头部稍稍抬起；如患者面色发红，则取头高脚低位；患者面色发紫，取头低脚高位。

（八）评估患者

如患者自主呼吸、心搏未恢复，继续实施心肺复苏。

如救护人员实施心肺复苏救护方法正确，又有以下征兆时，表明心肺复苏有效。从患者的呼吸、意识、脉搏、面色、瞳孔、血压六个方面来判断：患者神志逐渐清晰；面色、口唇由苍白、青紫变红润；恢复可以探知的脉搏搏动，自主呼吸；瞳孔由大变小、对光反射恢复，患者眼球能活动，手脚抽动，呻吟。

注意事项如下。

（1）意识、脉搏、呼吸为重要指征，如五个心肺复苏循环后检查这三项重要指征依旧不存在，后项次检查无须实施，继续进行心肺复苏，直到专业人员到达。

（2）有了以上的有效生命指征说明心肺复苏成功，患者暂时脱离危险。可将患者置于复原体位，每隔数分钟检查一次患者生命体征，一旦再次出现无脉搏、无呼吸的体征马上继续实施心肺复苏。

第五节　伤者搬运方法

一、搬运伤者的原则

（1）不明病情时，尽量不要移动伤者。

（2）需要搬运伤者时，应请周围的人帮忙

（3）只有自己时，可将伤者从背后抱住，并用单手紧握伤者另一只手，注意要轻轻搬运

（4）搬运时，要注意伤者的呼吸及脸部表情。

二、搬运伤者的方法

在伤者的救治过程中，从现场急救处理到送往医院这一阶段，搬运是一个不容小觑的关键环节。正确的搬运方式能够确保伤者得到安全的转移，防止在转运途中加重伤情，从而为后续的治疗奠定良好的基础。搬运伤者的方法很多，根据不同条件、不同情况大致有以下几种方法。

（一）徒手搬运法

徒手搬运法适用于伤势较轻且搬运距离较短的伤者，又可分为扶持法、抱持法、单人背负法、托椅式搬运法、卧式三人搬运法。

1. 扶持法

扶持法针对的是伤势轻、神志清醒且能站立的伤者。在这种情况下，急救者需一手抱住伤者腰部，另一手握住其手腕，两人协调行走，确保伤者在转移过程中保持稳定。

2. 抱持法

抱持法适用于伤势轻但较为虚弱的伤者。急救者需一手抱住伤者背部，另一

手托住其大腿及腘窝，将伤者抱起。这需要急救者掌握好力度和平衡，既要保证伤者的安全，又不能让伤者感到不适。

3. 单人背负法

单人背负法适用于体重轻、神志清醒的伤者。急救者需背起伤者并扶持其双手，背负行走。

4. 托椅式搬运法

托椅式搬运法适用于神志清醒、下肢损伤的伤者。两名急救者需协同搬运，各以一手伸入伤者大腿下方而相互十字交叉紧握，让伤者坐在急救者互握的手上，从而为伤者提供稳定的支撑，确保伤者在搬运过程中不会因为下肢的伤痛而遭受更多的折磨。

5. 卧式三人搬运法

卧式三人搬运法适用于伤势较重的伤者。三名急救者分别负责抬起伤者的头颈部、躯干和腿部，协调一致地搬运。

（二）器械搬运法

对于一些不能徒手搬运的伤者，急救者则需要采用器械搬运法。

1. 四肢骨折伤者

面对四肢骨折的伤者，上肢骨折者若情况允许可自行行走，下肢骨折者则要用担架搬运。在搬运过程中，急救者要时刻注意夹板是否松动，因为夹板一旦松动可能会影响骨折部位的固定效果，进而加重伤者的痛苦。同时，还要密切观察伤肢的血液循环情况，以免搬运不当导致血液循环不畅。

2. 脊柱损伤伤者

脊柱损伤的伤者需要特殊对待，必须使用硬木板、门板等硬物进行搬运，要坚决避免使用柔软物品。另外，在搬运过程中，至少需要三名急救者将伤者抬起，以免造成不可挽回的二次伤害。

需要注意的是，对疑似脊柱骨折的伤者，均应按脊柱骨折处理。伤者脊柱受伤后，不要随意翻身、扭曲。在进行急救时，上述方法均不得使用。因为这些方法都将增加受伤脊柱的弯曲，使失去脊柱保护的脊髓受到挤压、伸拉的损伤，轻者造成截瘫，重者可因高位颈髓损伤，丧失呼吸功能而立即死亡。

3. 颈椎损伤

对颈椎损伤后的伤者，搬运时要有专人扶住伤者头部使其与躯干轴线一致，防止摆动和扭转。把伤者放在硬木板上后，可将衣裤装上沙土固定住伤者的颈部及躯干部，以防止在往医院转运过程中发生摆动，造成再次损伤。因为脊柱脊髓损伤的伤者对温度的感知和调节能力差，所以冬季要注意保暖，用热水袋热敷时要用厚布包好，防止烫伤皮肤。夏季要注意降温，以防止发生高热，冰袋也应包好。对有大腿骨折的伤者，要先将伤肢用木板固定后再进行担架搬运，以防止骨折断端刺破大血管加重损伤。其他一些较严重的损伤也要使用担架搬运，以减轻伤者的痛苦。要用脊柱板或硬板担架搬运，决不能用软担架抬送。

往担架上搬运伤者时，应用多人搬运法将伤者平放在担架上，或将伤者平滚在担架上，绝对不能用手抱脊背、一手抱腿，或一人抱胸、一人抱腿的单人、双人搬运，这样会使脊柱弯曲，造成或加重对脊髓神经的损伤。

尽可能按伤后的姿势做固定，用宽绷带或布带将伤者绑在担架上。颈椎骨折或高位胸椎骨折的伤者，往担架上搬运时，要戴颈托，要有专人牵引头部，伤者仰卧在担架上，颈部要固定，可用衣物等垫在头和颈部的两侧，避免头、颈部摇动。昏迷的伤者搬运要平稳轻巧地移到担架上，头部可稍稍垫高或转向一侧，以免呕吐物等进入气管，并注意及时清理呕吐物。

三、搬运伤者的注意事项

搬运伤者时，要根据其具体情况，选择合适的搬运方法、搬运工具。应该十分明确地强调，凡是创伤伤者一律应用硬直的担架，决不可用帆布、软性担架。对腰部、骨盆处骨折的伤者要选择平整的硬担架，在抬送中应尽量减少震动，以免增加伤者的痛苦。

对于转运路途较远的伤者，需要找合适的交通工具，最理想的当属急救车，在转运中，应有医生或具有医学常识的第一目击者等人员陪送，在路途上严密观察病情，必要时做急救处理。伤者送到医院后，陪送人员应向该院医务人员交代病情，介绍急救处理经过，以供下一步检查治疗的参考。

第四章　运动损伤的物理治疗与中医治疗

物理治疗学是西方现代医学的概念，中医外治是中华传统医学治疗方法的瑰宝，中医外治和西方的物理治疗学有一些相同和相通的地方，都属于外治法的范畴，对治疗疾病有异曲同工之妙。本章的主要内容为运动损伤的物理治疗与中医治疗，分为四个部分，依次是物理疗法、药物疗法、拔火罐疗法、针灸疗法。

第一节　物理疗法

物理治疗是康复治疗的主体，它使用包括声、光、冷、热、电、力（运动和压力）等物理因子进行治疗，针对人体局部或全身性的功能障碍或病变，采用非侵入性、非药物性的治疗来恢复身体原有的生理功能。

一、冷冻疗法

（一）冷冻疗法的内涵

冷冻疗法是应用最为广泛的治疗急性运动损伤的方法之一。它经济、便捷又行之有效，是冷疗技术的组成部分，能帮助患者减少肿胀和缓解疼痛。冷冻疗法同样也可用于治疗慢性损伤，如水肿等。

（二）冷冻疗法的主要功效

缓解急性损伤部位疼痛是冷冻疗法主要的功效之一，其原理是低温能够使神经末梢的敏感性降低，从而有效地减轻疼痛。这对于那些正在遭受急性损伤疼痛折磨的患者来说，无疑是一种及时的缓解。除了减轻疼痛，冷冻疗法中的低温还可以使血管收缩，进而减少血液的渗出，这样一来，其不仅可以减轻肿胀，还能够在一定程度上控制出血，从而为后续的治疗和恢复创造有利条件。此外，冷冻疗法对缓解肌肉痉挛也具有积极的作用。因为低温可以降低肌肉的兴奋性，使肌肉得到放松，从而缓解痉挛的症状。冷冻疗法还能够降低代谢率，有效地减少组织对氧气和营养物质的需求，从而帮助组织尽快修复。

二、冰敷

（一）冰敷的方式

冰敷方式有四种，分别使用一次性化学冰袋、硅胶冰袋、冰水混合物及冷疗机。

（二）冰敷的使用时间与方法

所有急性闭合性软组织损伤的早期均可冰敷，如肌肉拉伤、四肢关节扭伤、软组织挫伤等。伤后运用冷疗越早，损伤部位的肿胀程度越低，日后治愈的时间越短。

1. 冰按摩

直接用特制的装有冰柱的按摩器采取循环滚动方式，在损伤周围摩擦 5～10 min，以伤者适应为度；或用装有碎冰块的塑料袋敷在损伤部位，每次 20 min，在寒冷的季节时间可稍短，用冷水浸透毛巾敷在伤处，3 min 换一次。

2. 冲淋法

将伤部放到冷水龙头下冲淋，直至伤部麻木。此方法比较容易采用，大多数运动受伤者采用此方法。

3. 浸泡法

将受伤部位放到自来水或冰水中浸泡约 10 min，温度可根据伤者的舒适程度来调整。

4. 冷喷雾

用易蒸发、吸热快，并能迅速降低体表温度的制剂，直接喷洒在伤部。常用的是氯乙烷、冷镇痛去雾剂、冷冻去雾剂。注意喷洒时应垂直于伤部，距离为

30～40 cm，每次喷 8～10 mL，以皮肤出现一层白霜为宜，也可间隔 20～30 min 再喷 1 次，但不宜过急，以免发生冻伤。

（三）冰敷的注意事项

在运动损伤的处理中，冰敷和热敷是常见的治疗方法，但人们对它们的使用存在着一些常见的误解。许多人觉得运动损伤发生后 24 h 内应冰敷，24 h 后可改用热敷，然而，这种观点并不完全准确，实际应用中需要根据具体情况进行谨慎选择。

首先，我们需要了解冰敷和热敷的应用限制。当损伤部位出现水疱或破损时，冰敷是不适用的。因为冰敷可能会导致伤口感染，加重伤情。此外，如果怀疑有脏器内出血的情况，热敷是绝对不允许的。在这种情况下，热敷可能会促使血管扩张，增加出血的风险，对患者的健康造成更大的威胁。另外，在初期软组织挫伤或关节扭伤时，热敷同样是不允许的，此时受伤部位的血管处于扩张状态，热敷会进一步加剧血管扩张，导致出血和肿胀加重，使病情恶化。

其次，我们也不能忽视冰敷可能带来的潜在危害。冰敷虽然可以在一定程度上减轻疼痛和肿胀，但如果使用不当，也可能会导致冻伤。严重的冻伤甚至可引起暂时性或永久性的神经功能障碍，给患者带来长期的痛苦。因此，在进行冰敷时，我们应严格掌握四个阶段：冷感、灼热感、痛感、麻木感。当出现麻木感时，应立即停止治疗，以避免进一步的损伤。

此外，在进行冰敷或热敷时，非治疗部位应保持温暖，以防止身体因局部降温而感冒。尤其是在寒冷的环境中，更要注意保暖措施，避免因冰敷而引发其他健康问题。另外，在对面部进行冰敷时，应避免喷洒氯乙烷等冷却剂，这些冷却剂可能会对皮肤和眼睛造成刺激和损伤。

三、热疗法

（一）热疗法的功效

热疗适用于急性闭合性软组织损伤的中后期，也适用于慢性损伤。热疗可单独应用，也可与其他方法综合应用。适用症状：凡是软组织挫伤、肌肉拉伤、关节扭伤，出血期一过即可进行热疗。热疗的作用是升高局部温度、活跃代谢、增强血液循环、改善组织营养、促进炎症消除及组织愈合，并提高感觉神经兴奋水平、解痉止痛。

（二）热疗方法

1. 蒸熏法

用配好的药物加水煮沸，将需要治疗部位直接在蒸气上熏。每次治疗 20～40 min，每日 1 次。

2. 热敷法

用湿热毛巾或经过热醋、中草药处理的湿热毛巾贴敷于伤部，无热感时应立即更换，每次 30 min，每日 1～2 次。此外，也可用热水袋、热沙袋、热盐袋等敷于伤部。

（三）热疗法的注意事项

在热疗中，一定要防止烫伤，掌握好温度。热疗时应注意灯距的调节，各类光线应防止直射眼睛，急性闭合性软组织损伤的早期、高热、出血患者禁用。

四、水疗

（一）水疗的概念

水疗是利用不同温度、压力和溶质含量的水，以不同方式作用于人体以防病治病的方法。水疗对人体的作用主要有温度刺激、机械刺激和化学刺激。

（二）水疗的种类

水疗按其使用方法可分为浸浴、淋浴、喷射浴、漩水浴、气泡浴等；按其温度可分为高温水浴、温水浴、平温水浴和冷水浴；按其所含药物可分为碳酸浴、松脂浴、盐水浴和淀粉浴等。

（三）水疗的功效

水疗的功效有恒温冷却、放松肌肉、提高血液含氧量、增强心脏功能、促进血液循环等。

（1）热效应：温热水可促进血液循环和新陈代谢，放松肌肉，软化软组织等。

（2）冷效应：冷水可降低疼痛感、消炎、消水肿等。

（3）浮力：利用水的浮力分担部分体重，能较轻松地运动，水可以作为运动的助力。

（四）水疗方法及注意事项

（1）水中运动疗法：在水中进行各种体育锻炼的治疗方法，有水疗和医疗体育的双重治疗作用。其适用于肢体运动功能障碍、关节萎缩、肌张力增高的患者，借助于水的浮力，患者在水中可以进行主动运动，如体操、游泳、单杠、双杠等，也可以在医务人员的指导和帮助下进行肢体和关节被动运动，以及进行水中按摩等。

（2）冷热交替疗法：先将患部浸在 38～40 ℃的水中，轻微活动 4～6 min，立刻改浸在 10～16 ℃冷水中 1～2 min，再回到热水中活动。如此冷热交替 5 次，最后一次须浸在热水中，完毕后将患部抬高，活动 5 min，后绑上弹性绷带。以上为一次完整的冷热交替式水疗，每天做 2～3 次后，1～2 周可完全消肿。

需要注意的是第一次和最后一次都要浸泡在热水中。浸在热水中时可以活动脚踝，但要在不痛的范围之内活动。浸热水的时间要比浸冷水的时间长。

五、红外线疗法

红外线的温热作用降低了感觉神经的兴奋性，干扰了痛阈，故红外线疗法对各种原因引起的疼痛（如神经痛）均有一定的镇痛作用。

红外线治疗主要用于缓解肌痉挛，改善血运，止痛。例如，腰肌劳损、腰椎间盘突出、肌腱炎。用红外线灯照射治疗部位，灯距 30～50 cm，每次治疗 15～30 min，每日 1～2 次，15 次为一个疗程。伤部需裸露，体位要舒适。剂量以患者有舒适热感、皮肤出现桃红色均匀红斑为合适，若过热应调整灯距，如有汗液应擦去。

第二节 药物疗法

一、开放性软组织损伤用药

皮肤擦伤后如有出血，可以使用 0.9% 生理盐水冲洗伤口。然后使用 75% 酒精或安尔碘消毒杀菌，促进伤口的愈合。

二、闭合性软组织损伤用药

（一）西药治疗

肌肉拉伤、关节扭伤、骨关节炎可以使用非甾体抗炎药软膏涂抹或非甾体抗炎药贴剂，这类药物具有抗炎、镇痛作用，可缓解急、慢性炎症反应。

（二）中药治疗

对于闭合性软组织损伤也可以使用我国特色外用中成药制剂（如云南白药气雾剂、消痛贴膏、跌打药酒、伤科灵喷雾剂等），可以祛风除湿，化瘀消肿，止痛止血。

用于运动损伤的口服中成药众多，如云南白药胶囊、跌打丸、红药片、伤科七味片、伤科跌打片等，可用于跌打损伤、淤血肿痛；三七片、独一味片具有止血消肿、散瘀止痛之功效。

第三节 拔火罐疗法

一、拔火罐的概念

作为传统中医的一种特色疗法，拔火罐在我国有着悠久的历史。其核心在于利用负压作用在皮肤上形成瘀血现象，进而达到逐寒祛湿等诸多积极的治疗效果。

二、拔火罐的治疗特点

拔火罐是民间对拔罐疗法的俗称。拔火罐时罐口捂在患处，可以促进局部血液循环，达到止痛、恢复机能的目的，从而治疗风寒湿痹、筋骨酸楚等不适。

由于拔火罐能行气活血、祛风散寒、消肿止痛，所以拔火罐对腰背肌肉劳损、腰椎间盘突出症、软组织损伤有一定的治疗作用。

三、火罐的种类

火罐分为竹筒火罐、陶瓷火罐、抽气罐、角制罐、玻璃火罐，现在运动损伤常用的是玻璃火罐，也是中华传统医疗保健中医器具。

四、拔火罐的作用机制

（一）负压作用

负压作用通过吸拔产生瘀血，可以改善局部气体交换和血液循环，从而达到行气活血、舒筋活络、消肿止痛、祛风除湿等功效。

（二）温热作用

温热作用通过局部温热刺激扩张血管，促进血液循环、加速新陈代谢，增强免疫功能，达到温经散寒、清热解毒的效果，促进疾病的恢复。

（三）特殊作用

在火罐共性的基础上，不同的拔罐法各有其特殊的作用。如走罐具有与按摩疗法、保健刮痧疗法相似的效果，可以改善皮肤的呼吸和营养，有利于汗腺和皮脂腺的分泌，可增强关节、肌腱的弹性和活动性，促进周围血液循环，可增加肌肉的血流量，增强肌肉的工作能力和耐力，防止肌萎缩；可加深呼吸，增强胃肠蠕动，刺激支配腹内器官的神经，增强胃肠等脏器的分泌功能；可加速静脉血管中的血液回流，降低大循环阻力，减轻心脏负担，调整肌肉与内脏血液流量及贮备的分布情况。缓慢而轻的手法对神经系统具有镇静作用；急速而重的手法对神经系统具有一定的刺激作用。

五、拔火罐的注意事项

（1）拔火罐时要选择适当体位和肌肉丰满的部位。体位不当、骨骼凹凸不平、毛发较多的部位均不适合。

（2）拔火罐时要根据所拔部位的面积选择大小适宜的火罐。操作时必须迅速，才能使火罐拔紧＼吸附有力。

（3）用火罐时应注意勿灼伤或烫伤皮肤。若烫伤或留罐时间太长，皮肤起水泡，较小的水泡无须处理，可仅敷以消毒纱布，防止擦破。水泡较大时，用消毒针挑破，涂以龙胆紫药水，或用消毒纱布包敷，以防感染。

（4）皮肤有过敏、溃疡、水肿及大血管分布部位，不宜拔火罐。

除此之外，饱腹、空腹都不宜操作；早起要先排便；在拔火罐的斑痕消退前，不可再在同一部位拔火罐等。对于有心脏病、血液病、皮肤病、皮肤损伤、精神病或神经质的人，患有肺结核及各种传染病、各种骨折的人，极度衰弱、过饱、过饥、过渴、醉酒的人，均应禁用或慎用拔火罐疗法。过于瘦弱的人也不宜用火罐。头部、心脏处要慎用，外伤、内部肌肉撕裂等也不可用火罐，否则将适得其反。

六、拔火罐的应用方法

拔火罐作为一种专业的治疗手段，不能自行在家操作，否则容易造成危险，生活中并不乏拔火罐时出现意外的事件。如果胡乱操作，有时还会适得其反。首先要注意选材，中医多用竹筒，如找不到，玻璃瓶、陶瓷杯都可以，罐口一定要厚而光滑，太薄可能会伤及皮肉，底部最好宽大呈半圆形，找准穴位后便可进行操作。

（1）留罐法，又称坐罐法，指罐吸拔在应拔部位后留置一段时间的拔罐法，留置时间一般为 5～10 min。罐拔上后不要移动体位，在使用多罐法时，罐与罐之间应保留一定距离，不宜排列过近。拔上罐以后，须询问患者感觉，如有发热、发紧、凉气外出、温暖舒适的感觉都属于正常反应。如患者感觉过紧灼痛，可能是吸拔力过大或此处不适宜拔罐，应改用小罐。

（2）闪罐法，一般拔 15～20 min 就可将罐取下，取时不要强行扯罐，不要硬拉和转动，动作要领是一手将罐向一面倾斜，另一手按压皮肤，使空气经缝隙进入罐内，罐子自然与皮肤分开。拔罐、起罐时应保持室内温暖，避开风口，防止患者受凉。

（3）火罐法：利用燃烧时的火焰的热力，排去空气，使罐内形成负压，将罐吸在皮肤上，有下列几种方法。

①投火法：将薄纸卷成纸卷，或裁成薄纸条，燃着到 1/3 时，投入罐里，将罐迅速扣在选定的部位上。初学投火法时，可在被拔部位放一层湿纸，或涂点水，让其吸收热量，可以保护皮肤。

②闪火法：在粗铁丝的一头缠绕石棉绳或线带，做为酒精棒。

使用前，用酒精棒稍蘸 95% 酒精，用酒精灯或蜡烛点燃，将带有火焰的酒精棒一头，往罐底一闪，迅速撤出，马上将火罐扣在应拔的部位上，此时罐内已成负压，即可吸住。这一方法的优点是拔罐时罐内无火，可避免烫伤。

③滴酒法：向罐内壁中部滴 1～2 滴酒精，将罐子转动一周，使酒精均匀地附着于罐的内壁（不要沾罐口），用火柴将酒精点燃，将罐口朝下，迅速将罐子扣在选定的部位上。

④贴棉法：扯取 0.5 cm 见方的脱脂棉，薄蘸酒精，紧贴在罐壁中段，用火柴点燃，马上将罐子扣在选定的部位上，或者准备一个不易燃烧及传热的块状物，直径为 2～3 cm，放在应拔的部位上，上置小块酒精棉球，将棉球点燃，马上将罐子扣上，立刻吸住，可产生较强的吸力。

⑤水罐法：一般应用竹罐。先将罐子放在锅内加水煮沸，使用时将罐子倾倒，用镊子夹出，甩去水液，或用折叠的毛巾紧扪罐口，趁热按在皮肤上，即可吸住。

第四节　针灸疗法

一、针灸疗法的概念

针灸疗法，即利用针刺与艾灸进行治疗。针灸是针法和灸法的总称。"针"即针刺，以针刺入人体穴位治病；"灸"即艾灸，以火点燃艾炷或艾条，烧灼穴位，将热力透入肌肤，以温通气血。

二、针灸的方法

针灸的方法很多，常用的有针刺法、电针法和灸法。

三、针灸的治疗作用

（一）疏通经络

针灸可以疏通经络，恢复气血的正常运行，缓解因经络不通引起的疼痛、麻木等症状。

（二）调和阴阳

针灸可以调节机体的阴阳失衡，能够使身体恢复到平衡状态，这是针灸治疗的最终目标。

（三）扶正祛邪

扶正祛邪即通过针灸扶助机体正气及祛除病邪。疾病的发生发展及转归的过程，实质上就是正邪相争的过程。

四、针灸在运动损伤中的适用症状

针灸适用于治疗急性损伤、慢性损伤、软组织韧带损伤、腱鞘炎、胫骨疲劳性骨膜炎、膝关节扭伤、腰肌劳损、腰椎间盘突出症等。

六、针灸疗法的注意事项

（1）常规针灸的注意事项：治疗后避免受凉，特别应避开空调，因寒冷之邪对经络伤害较大，注意局部皮肤避免沾水，忌食辛辣刺激食物。

（2）特殊针灸后的注意事项：小针刀治疗后 2 天内，操作部位不可碰水，以防感染，治疗后 24 h 内不宜进行热敷，以防皮下出血；刺络放血后，注意减少对局部皮肤的刺激，不可使用药物或药粉刺激皮肤，以防感染；艾灸、拔罐后，若局部出现水泡，较小水泡一般可自行吸收，较大水泡需刺破，进行无菌消毒。

第五章　运动康复的理论规律

由于运动损伤的发生具有很大的突然性，对患者的健康、学习、工作等都产生了直接影响，改善患者的功能是运动康复的重要目标。随着人们运动意识的不断增强，运动康复可以通过各种手段使病、伤残者已经丧失的功能尽快地、尽可能地得到恢复。

运动康复理论是运动康复干预与伤病治疗研究的基础，因此，本章主要分为四个部分，依次是运动康复的运动生理学规律、运动康复的运动生物力学规律、运动康复的运动心理学规律、运动康复的运动营养学规律，以求改善诊断为不同程度功能损伤、活动受限或参与局限患者的生理功能、健康状况和精神状态，使运动康复的治疗方法与其他方法相结合，以达到最佳治疗效果。

第一节　运动康复的运动生理学规律

运动生理学以人体运动能力以及对运动的反应和适应过程为研究对象，是对人们进行科学合理运动指导的一项体育基础理论学科。运动康复的运动生理学规律可以从肌肉生理学规律和神经生理学规律两个方面研究。

一、肌肉生理学规律

人体的肌肉主要有三种：骨骼肌、平滑肌与心肌。在三种肌肉中，骨骼肌数量最多，占人体总体重的 40%～45%，扮演着驱动躯体运动的重要角色，而内脏器官的运动则依赖于平滑肌与心肌的协同作用。骨骼肌不仅负责驱动人们的身体活动，还发挥着支撑骨骼与关节的关键作用。它通过收缩产生拉力，作用于全身各处骨骼，从而驱动身体做出各类动作。为了顺利完成这一过程，骨骼肌必须具备出色的收缩力、肌张力、延展性、弹性。肌肉的活动依赖其收缩与舒张的交替进行。在收缩和舒张过程中，肌肉的力量与长度会发生变化。这种变化可以拉动骨骼杠杆围绕关节进行位移，支撑人体做出各种动作；也可以使身体保持在特定的姿势与位置。

（一）肌肉的神经支配

肌肉的活动受脊髓前角运动神经元控制。在自然的生理过程中，要实现肌肉的收缩，首先要由负责该肌肉的运动神经元发出神经信号。信号通过特定通路被传递到肌肉组织，引起肌肉的兴奋，最终导致肌肉收缩。

在肌肉内部，每一束肌纤维都能接收到来自脊髓特定运动神经元的指令。一个运动神经元及其全部神经末梢所控制的肌纤维群体，在功能上构成了一个肌肉活动的基本单元，我们称之为"运动单位"。运动单位中肌纤维的数量与肌肉活动所需的精确程度密切相关。例如，在眼睛的细小肌肉中，每个运动单位可能仅包含 3 条肌纤维，以确保眼球运动的精细调节。而在小腿的腓肠肌中，由于需要更强大的力量来支持行走和跳跃等动作，每个运动单位的肌纤维可达上千条。

每一个运动单位内所有肌纤维都有相同的生理生化特征，但这些肌纤维通常都分散在直径为 5～11 nm 的圆形区域内，而不聚集在一处。在这些区域内，通常有 5～30 个运动单位的肌纤维混杂分布着，当部分运动单位收缩时，整块肌肉仍然处于平稳状态。

支配骨骼肌的运动神经纤维在肌肉中分化成数条至数百条分支，每一条分支又通过若干膨大的末梢支配一条肌纤维。膨大的轴突末梢在接近肌纤维时失去髓鞘，其裸露的轴突末梢嵌入肌膜上称为终板膜的凹陷中，形成神经肌肉接头。

当冲动从神经纤维传至轴突末梢时，轴突末梢会出现除极化，从而改变神经膜的通透性，使细胞外液中一部分钙离子进入末梢内，引起轴浆中 200～300 个囊泡破裂，释放出乙酰胆碱，进入接头间隙。当乙酰胆碱经接头间隙到达终板膜表面时，立即与膜上的乙酰胆碱受体结合，引起终板膜对钠离子、钾离子的通透性改变，而导致除极化，进而触发一个可传导的动作电位，沿肌膜传播至整个肌纤维，引起这条肌纤维收缩。

（二）肌纤维的结构

骨骼肌的主要结构单位是肌细胞，形状纤长，又称为肌纤维。一块骨骼肌由大量肌纤维组成。肌纤维由细胞膜、细胞核和细胞质组成，但有多个细胞核。细胞质中除充满平行排列的肌原纤维和复杂的肌管系统外，还含有丰富的线粒体、糖原和脂滴，以及能与氧进行可逆结合的化合物——肌红蛋白。

1. 肌管系统

肌管系统是由单位膜构成的囊管结构，环绕在每一条肌原纤维周围，分为横管系统和纵管系统。

横管系统是横行于肌原纤维之间的，它由肌膜向细胞内凹入而形成。凹入的横小管分支穿行于肌原纤维之间，成环状环绕每一条肌原纤维，且同一水平的环行管相互连接。由于横管内腔和细胞外间隙相通，所以横管内的液体就是细胞外液。

纵管系统中肌浆网的走向与肌原纤维平行，位于两个横管系统之间。肌浆网中间的部分分支交互吻合成网管状，环绕每个肌小节，而两端膨大称为终池。终池是钙离子的贮存库，每条横管与邻近两侧的终池形成名为三联体的结构，但彼此的膜并未接触，仍留有约 12 nm 的间隙，故内部的液体并不相通。

2. 肌原纤维和肌小节

每一条肌纤维包含上千条肌原纤维，肌原纤维呈长纤维状，直径为 $1\sim2~\mu m$，彼此相互平行排列，纵贯肌纤维全长，每一条肌原纤维又分为许多相互连续的节段，称为肌小节。肌小节是肌肉实现收缩和舒张的最基本的功能单位。

3. 肌丝

肌丝分为粗肌丝和细肌丝。

粗肌丝由肌球蛋白分子组成，每条粗肌丝包含 $200\sim300$ 个肌球蛋白分子，每个分子由一条杆状的主干和一个垂直翘起的称为横桥的球状头部组成。

细肌丝由肌动蛋白、原肌球蛋白和肌钙蛋白三种成分组成，其中约 60% 是肌动蛋白。肌动蛋白为长纤维状的双螺旋形结构，由两列球状单体相互扭缠聚合而成，它构成细肌丝的主干，并以垂直的方向固定于 Z 线。在肌动蛋白上，有能与横桥做可逆结合的位点直接与肌球蛋白共同作用实现肌丝的滑行。所以肌动蛋白与肌球蛋白一同被称为收缩蛋白。

（三）肌肉收缩的原理

肌丝滑行理论揭示了肌肉收缩与伸长的原理，指出这一过程是通过肌小节内部粗肌丝与细肌丝之间的相对滑动实现的，而在滑动过程中，肌丝本身的形态与长度并未发生改变。该理论的核心在于，肌肉收缩时，起始并固定于Z线的细肌丝会向暗带中心滑动，促使相邻Z线间距缩短，最终导致肌肉的长度缩减。通过电子显微镜观测发现，肌肉收缩期间，暗带（A带）长度保持恒定，而明带（工带）则显著变短，并伴有H带的消失。X射线衍射技术进一步确认了这一现象，该技术精确揭示了肌丝滑动过程中肌小节结构的相应调整，当肌肉处于拉伸状态时，细肌丝会反向滑动，沿粗肌丝向外延伸至暗带边缘，这一过程中明带及H带的宽度相应增加。

（四）肌纤维收缩和舒张的过程

一般来说，运动神经所传递的兴奋冲动，首先会穿过运动终板并抵达肌纤维膜。在这一过程中，肌纤维膜会产生能够沿膜传播的动作电位。该动作电位会激活横桥机制，导致肌纤维内部发生收缩。值得注意的是，每一次收缩之后，肌纤维必须经历舒张阶段，为后续的收缩做好准备。总之，肌纤维的完整收缩－舒张周期涵盖了几个关键环节：兴奋－收缩耦联、横桥运动引起肌丝的滑行、肌纤维收缩后的舒张。

1. 兴奋－收缩耦联

在生物学领域，学者通常将兴奋过程与收缩过程之间的衔接机制称为兴奋－收缩耦联。这一过程涉及由肌膜电变化驱动的兴奋和以肌丝滑行为核心的收缩。具体来说，当肌膜上的动作电位产生后，电信号会迅速沿着T管膜传播，抵达三联管区域。三联管由T管膜、横桥及肌膜共同构成，是细胞内信息传递的关键节点。在动作电位传播的同时，它还会激活位于T管膜和肌膜上的L型钙通道。这些通道被激活后会令三联管膜上与之相对应的钙离子释放通道开放。这一连锁反应导致终池中的钙离子被迅速释放至胞浆中，使胞浆内的钙离子浓度急剧上升。钙离子浓度的变化会促使肌钙蛋白与钙离子紧密结合，进而触发肌丝滑行。

2. 横桥运动引起肌丝的滑行

肌纤维收缩时，一般暗带的长度不变，而明带和 H 带缩短。肌丝滑行学说就是当肌纤维收缩时，由 Z 线发出的细肌丝向暗带中移动，结果相邻的 Z 线距离缩短，使明带变短，H 带变短甚至消失，而暗带长度不变。于是肌小节的长度变短，从而导致肌原纤维以至整条肌纤维和整块肌肉的缩短。当肌纤维舒张时，则与上述过程相反，细肌丝向暗带外移动，结果明带和 H 带都变长，但暗带长度仍然不变。从以上变化的过程说明，不管肌原纤维是收缩还是舒张，粗、细肌丝本身的长度并无变化，而只是细肌丝向粗肌丝滑行移动的结果。

3. 肌纤维收缩后的舒张

当运动神经传来的兴奋停止，钙离子的释放也立即停止，钙泵被激活。在钙泵的作用下，肌质网将钙离子泵回肌浆网的纵管，再扩散至终池，肌浆中的钙离子浓度下降，钙离子与肌钙蛋白分离，肌钙蛋白的构型恢复原状，原肌球蛋白又将肌动蛋白上的位点掩盖，使横桥与肌动蛋白分离，粗肌丝与细肌丝回到它们原来的状态，肌纤维舒张。

（五）肌肉收缩的形式

1. 等长收缩

等长收缩是指肌肉长度保持不变时的收缩。这是一种静态收缩，能够维持关节位置稳定，由于肌肉本身并不产生移动，等长收缩不做功。换言之，当肌肉收缩的张力与外界力量相等时，肌肉会紧张收缩，但长度不会改变，这种情形称为等长收缩。在人体运动过程中，等长收缩常用于支撑、固定身体或保持特定姿势，比如站立、悬挂、支撑等动作。值得注意的是，等长收缩除了能保持身体某部分稳定，对于实现其他部分的移动也至关重要。例如，要使一个关节移动，必须有一端的肌肉缩短驱动，而另一端则需通过等长收缩来保持稳定。

2. 拉长收缩

当肌肉产生的力量小于其外部受到的力量时，尽管肌肉在积极收缩，但它还是会被拉长，这种现象就被称为拉长收缩。在日常身体活动过程中，拉长收缩扮演着至关重要的角色。例如，当我们的大腿在跑步时被快速抬到一定高度，为了防止大腿抬得过高，另一组肌肉就会立刻开始收缩，试图减缓这个动作。但由于这组肌肉产生的力量小于抬腿的力量，所以它虽然在收缩，却还是被拉长了。这样一来，跑步动作就会更加平稳。拉长收缩不仅在跑步中发挥作用，下坡跑、下楼梯等动作也涉及拉长收缩。

3. 等速收缩

等速收缩是指人为地借助等速性训练器将肌肉收缩速度保持一定，以便测定关节的活动度及处于任意关节角度时的肌力，并进行训练。严格地讲，这不是肌肉的自然收缩形式，而是一种肌力评测和训练的方法。

二、神经生理学规律

（一）神经系统的感觉功能

神经中枢依赖持续的感觉信号输入发挥调节作用。在日常运动及学习过程中，人的视觉、听觉和本体感觉等信号不断传入神经中枢，经分析整合形成特定感觉，为神经调控各类运动提供支持。

1. 感受器

感受器指分布于组织或细胞中的感觉神经末梢，构成的专门感受机体内外环境变化的特殊结构或装置，再由这些感受器及其附属装置构成感觉器官，如视觉器官（眼）、听觉器官（耳）和皮肤等。

2. 本体觉

本体觉，亦称运动感知，涉及位于骨骼肌、肌腱、关节囊及韧带等结构中的本体感受神经末梢。这些神经末梢能够敏锐地捕捉到肌肉张力的变化，关节运动的方向、速度及幅度等动态信息，并将这些信息转化为神经信号，传递至大脑皮层。这一过程对于身体各部分主观感知的形成至关重要。在骨骼肌内部，腱梭与肌梭作为关键的本体感受器，扮演着监测肌肉张力与长度变化的角色。它们不仅能感知这些变化，还能激活一系列关键的脊髓反射，这些反射对于保持身体姿态的平衡与稳定具有不可忽视的作用。

3. 触压觉

在体育运动实践中，触压觉同本体觉相结合，使机体能辨别环境中各种物体的大小、形状、硬度、光滑度及空间位置等。例如，运动器材表面是否光滑、单双杠粗细是否合适、跑道路面是否平坦等许多与体育活动有关的条件，都需借助触压觉的分析来判断。此外，许多运动项目是通过人体不同部位对体育器械的感觉来完成对器械的控制的。例如，篮球、排球运动员通过手对球的感觉，完成运球、传球、扣球与拦网等动作。

（二）神经系统的反射活动

所谓反射活动，是指机体在中枢神经系统的调控下对环境刺激的应答，这种应答有着很强的规律性。反射活动的完成依赖神经系统内各神经元之间的兴奋传递，兴奋通过突触在不同神经元间传递，这种传递过程有以下几种特征。

1. 单方向性

在神经系统中，兴奋的传递只能由传入神经元传递至传出神经元，而不能逆向传递。突触独特的构造决定了兴奋传递的单向性。具体而言，神经递质只能从突触前膜释放，作用在突触后膜上，使兴奋按照固定的方向传递。这一特征确保了神经系统的活动能够按照一定的规律进行，维持了神经系统的稳定性和有序性。

2. 中枢延搁

兴奋在同一神经细胞中的传递是很快的，但兴奋在不同神经细胞间传递时需要经历一系列转换过程，这些过程需要耗费的时间通常很短，这种现象被称为中枢延搁。中枢延搁的总时长与反射弧中通过中枢的突触数量成正比。

3. 兴奋总和

由单根传入纤维传入的单一冲动，一般不能引起反射性反应，但却能引起中枢产生阈下兴奋。如果由同一传入纤维先后连续传入多个冲动（时间总和），或者多条传入纤维同时传入冲动（空间总和）至同一神经中枢，过程中产生的阈下兴奋可以总和起来，达到一定水平就能产生冲动，这一过程称为兴奋总和。

4. 中枢兴奋的后放

当刺激的作用停止后，中枢兴奋并不会立即消失，反射常会延续一段时间，这种现象称为中枢兴奋的后放。在一定限度内，刺激越强或刺激作用时间越长，则后放持续的时间就越长。后放发生机制之一在于反射中枢内存在着兴奋性神经元的环路联系。

反射活动之所以能协调一致，是由于中枢神经系统内部的兴奋过程与抑制过程存在着有规律的相互影响和相互制约。因此，有些反射相互协同和加强，有些反射相互拮抗和削弱。

当一组肌肉收缩时，与它作用相反的拮抗肌则舒张，二者相互配合才得以完成某一动作。例如，当一刺激所引起的传入冲动到达中枢，引起屈肌中枢发生兴奋时，另一方面却使伸肌中枢发生抑制，结果屈肌收缩，与其颉顽的伸肌舒张，这种现象称为交互抑制。

扩散是反射活动协调的另一重要方式。中枢扩散是某一个中枢的兴奋或抑制通过突触联系扩散到其他中枢的过程，神经元辐散式排列是中枢扩散活动的结构基础。扩散的范围取决于刺激的强度与中枢不同的功能状态。例如，刺激一侧下肢趾端皮肤引起踝关节发生屈曲。

反馈是中枢常见的一种反射协调方式，包括正反馈和负反馈。中枢内某些中间神经元形成环状的突触联系构成了反馈作用的结构基础。反馈联系能够提高控制系统的稳定性，使反射活动的调节变得精确化和自动化。

第二节　运动康复的运动生物力学规律

通过将生物学规律与体育训练的基本原则相结合，深入研究人体结构与功能的生物力学特性，并对运动动作技术进行细致分析，我们能够清晰地阐释运动器官形态与功能之间的关系。此外，了解运动康复的生物力学规律有助于我们在体育教学与运动训练过程中选出科学、合理的方法，根据个体的生物力学特征，合理设定运动量和运动强度，确保教学与训练的有效实施。同时，针对运动过程中可能出现的损伤，运动生物力学规律能帮助我们制订针对性的康复训练方案。

一、骨生物力学

（一）骨的生物力学特征

骨的生物力学特征深受骨骼自身物理属性、几何形态、受力模式、力的方向等多重因素的制约。当外部力量施加于物体之上，物体会因此产生拉伸、压缩、弯曲等一系列形变，同理，人体骨骼受到力的作用时，其内部结构亦会发生相应的形变。

1. 拉伸载荷

拉伸载荷指沿骨骼纵向轴线反向均匀施加的载荷，会导致骨骼内部产生拉应力和拉应变。体操选手在单杠悬垂状态时上肢骨骼的受力即为典型的拉伸载荷。体育竞技中，张力应力性骨折常发生于骨松质多的区域，如第五跖骨腓骨短肌附着点和跟骨跟腱附着点，跟骨尤其容易受损。这类损伤多发生于网球运动员激烈跑动和短跑蹬地时，运动员小腿三头肌急剧收缩往往会使跟骨承受张力远超极限，导致骨折。

2. 压缩载荷

压缩载荷是骨骼长轴上施加于骨表面的内向且反向的力，会产生压应力和压应变。日常生活中，骨骼常承受压应力，举重运动员在训练时脊椎与下肢骨骼所受的力即为压应力。压缩性骨折在生活中很常见，骨质疏松的中老年人更易发生。关节周围肌肉剧烈收缩也可能导致压缩性骨折，如髋关节痉挛性收缩可致股骨头压缩性骨折。密质骨受缓慢载荷时，会产生塑性形变，形变增大后裂缝扩展致断裂，且过程中会吸收大量能量。在快速载荷状态下，骨骼吸收的能量减少，塑性形变消失，呈现脆性断裂特征。

3. 弯曲载荷

使骨沿着其轴线发生弯曲的载荷称为弯曲载荷。在弯曲载荷下，骨内凸侧会产生拉应力和拉应变，同时，骨内凹侧会产生压应力和压应变。在最外侧，压应力和拉应力最大，向内逐渐减小，在应力为零的交界处会出现一个不受力的中性轴。例如，一个因股骨骨折导致膝关节僵硬的人去进行康复治疗时，因为推拿手法用力不正确，使膝关节后方的关节囊和胫骨形成一个力偶，股骨头与髋关节形成另一个力偶。当弯矩作用于股骨时，股骨就会在其最薄弱的地方发生骨折，即原来骨折的部位会再次发生骨折。

4. 剪切载荷

标准的剪切载荷是一对大小相等、方向相反、作用线相距很近的力的作用，会使人体骨骼发生错动的趋势，在骨骼内部产生剪切应力和剪切应变。

5. 扭转载荷

扭转载荷是骨骼在受到外力偶的作用时所承受的载荷，会在骨的内部产生剪切应力。例如，在投掷铁饼出手时支撑腿的受力；人体头部转动时颈椎受到扭矩的作用；躯体扭转时腰椎也会受到扭转应力的作用。扭转就是载荷作用于物体造成结构体沿着轴线发生扭曲，在物体内部产生扭矩。当结构体受到扭转负荷时，整个结构体都会受到剪切应力的影响。

（二）骨疲劳的力学性能

在日常生活中，当我们不断活动身体，骨骼所受的力就会增加。如果骨骼所受的力达到或超过了一定的阈值，就会造成骨骼损伤，这就是我们所说的骨疲劳损伤。它是骨骼在反复承受负荷的过程中受到的损伤。我们可以通过疲劳曲线来观察和描述某种材料在重复加载过程中的反应。理论上，只要施加的载荷不超过某个特定的临界值，材料就能够保持它的完整性。

与很多材料一样，人体的骨骼也有自我修复能力。骨骼即使在运动过程中产生了细微的裂缝，也可以自我修复。但是需要注意的是，这种自我修复的能力并不是无限的。如果骨骼的损伤超过了其自我修复的能力，那么就可能出现不可恢复的损伤。

（三）骨折与恢复

多项实验证明，人体骨骼在发生疲劳损伤时会经历一系列变化：先是分层、失去粘性，然后出现裂纹，这些裂纹会逐渐扩大，接着纤维断裂，形成空洞并不断变大，最终导致骨头开裂。疲劳性骨折通常发生在持续过度使用的部位，这些部位的肌肉往往处于疲劳状态，收缩力不强，应对压力的能力也较弱。

骨骼承受负载形式的多样性决定了骨折损伤发生的复杂性。依据导致骨折的外力作用特点，可将骨折分为两种：单纯的高能量外力作用所致的急性骨折；长期反复性低能量外力作用所致的疲劳性骨折。此外，骨质疏松引发的骨折越来越受到人们的关注。

不同载荷形式所导致的骨折形式不同。运动性急性骨折主要是由于剪切、拉伸或者复合载荷形式下的强外力作用所致。疲劳性骨折是一种运动中常见的低应力性骨折，如行军骨折。骨质疏松症是以单位体积内的骨量减少、骨的显微结构退化受损、骨密度变低、骨小梁减少变疏、骨强度降低和易于骨折为主要特征的骨骼疾病。当骨受到较低的重复性载荷作用时，常可以观察到疲劳细微骨折。骨质疏松症多发生于中老年人，特别是中老年妇女。随着人类平均寿命的延长，人口老龄化更加明显，该病的发生率越来越高。骨质疏松症除了引起身高变矮、驼背、腰背痛等症状，最大的危害是骨折。

骨折发生后需要立即进行治疗，将骨折移位修复并促进骨重建，使之愈合恢复至原有的强度和刚度。骨折治疗过程会产生骨的力学环境变化，从生物力学的角度来看，一个合理的力学环境将有利于骨折的愈合和重建，有利于骨生理功能的恢复，在骨折治疗的每一个阶段，都应该充分考虑其所处的力学环境及对骨重建的影响。

二、肌肉生物力学

肌肉系统主要由三类肌肉构成，即心肌、平滑肌、骨骼肌。肌肉是人体最大的组织，占体重的40%～45%。人体共有639块肌肉，成对分布于人体的左右两侧，最复杂的运动也不会超过80块肌肉参与。肌肉通过分散应力吸收震荡从而保护骨骼并提供动力。肌肉使骨骼以关节为轴运动，与外力相互作用，以维持身体姿势和提供人体运动的动力。肌肉的这种能力不是某单一肌肉的作用，而是一个肌群至所有肌肉群共同作用的结果。

（一）肌肉收缩结构的三元素模型

骨骼肌结构的基本单位是肌纤维，肌纤维是有数百个胞核的长圆柱形细胞。肌纤维由大量的肌原纤维构成，肌原纤维是肌肉收缩的基本单位，外面包裹薄弱的浆膜是肌纤维膜。肌纤维膜通过肌纤维蛋白和营养不良的肋状体与肌节的Z线相连接，Z线是肌原纤维外细胞支架的一部分。肌纤维被肌肉膜包裹，而这些肌纤维构成了各种肌纤维束，或称肌束，肌束被肌束膜包裹并由多个肌群组成肌肉块状结构，肌肉外面则被肌外膜包裹。肌肉通过没有自主收缩性的肌腱与骨附着，构成了肌肉结构力学的收缩元，肌腱构成了与肌肉串联的弹性元，肌束膜、肌肉膜、肌外膜和肌纤维膜构成并联的弹性元。这三个元素是根据肌肉各组成部分对肌肉活动的作用为依据，对肌肉结构进行简化得到的简化模型。

CC 是肌肉——收缩元，PEC 为并联弹性元——肌外膜、肌束膜、肌肉膜、肌纤维膜，SEC 为串联弹性元——肌腱，肌肉收缩所产生的肌张力通过结缔组织和肌腱传达到骨。

（二）肌肉收缩的力学表现

1. 肌肉的张力与长度的关系

当肌肉伸展到一定长度时，由于肌肉中结缔组织的回弹，会产生一定的被动张力，施加刺激后，又可记录到一个收缩后的张力，此张力为被动张力与肌肉主动收缩产生的张力之和，即总张力。将肌肉固定于不同的初长度进行测量，可得到被动张力和总张力与肌肉长度的关系曲线，两条曲线相减，即为主动张力与肌肉长度的关系曲线。

该关系曲线表明，当前负荷逐渐增大时，它每次收缩产生的主动张力也相应地增大，但在超过某一限度后，再增加前负荷反而使主动张力越来越小，以致最后下降至零。这种肌肉收缩时产生最大张力的前负荷或初长度，称为最适前负荷或最适初长度。

2. 肌肉的张力与速度的关系

肌肉在产生最大作用力后产生的张力会随着缩短速度的加快而下降，当缩短速度达到最大速度时，肌肉几乎不产生张力。但是离心收缩相反，肌肉表现出的张力会随着拉长速度的增加而增加，当达到一个临界速度的时候，肌肉力量就不会随时间的变化而变化，其肌力的大小约为静息长度时肌肉收缩产生力的 $1.5\sim2$ 倍。

肌肉收缩张力与收缩速度关系曲线的形状，主要取决于肌肉中肌纤维的类型分布。单位面积上的慢肌纤维和快肌纤维的应力相同时，最大缩短速度相差两倍。比如，缩短速度一定时，以快肌纤维为主的肌肉会比以慢肌纤维为主的肌肉产生更大的力。这就可以解释为什么在要求高速度、用力完成的运动项目中，如田径中的所有短跑、投掷和跳跃项目，快肌纤维百分比较高的运动员比慢肌纤维百分比较高的运动员成绩好。

研究表明，肌肉收缩的张力与速度关系曲线可通过训练而改变。与无训练者相比，经过训练的运动员的张力与速度关系曲线向右上方偏移，在相同的力量下，可发挥更大的速度；或在相同的速度下，可表现出更大的力量。

3. 肌肉收缩张力与时间的关系

肌肉产生张力与收缩的时间成正比，收缩的时间越长则张力积累效应越大，直到达到最大张力。肌肉收缩产生更大张力时收缩速度较慢，因为肌肉收缩产生的张力需要经过弹性成分传到肌腱，然后才产生肌肉收缩的外在表现。如关节运动，张力传到肌腱的时间约为 300 ms，收缩速度较慢，弹性成分有足够的时间把力传送到肌腱。

（三）肌肉损伤的生物力学与肌肉重建

1. 肌肉损伤的生物力学

肌肉损伤涉及挫伤、裂伤、撕裂等多种类型，均会影响肌肉功能，导致肌力下降、关节活动受限。轻度钝性伤会导致肌力变弱，重度钝性伤则会诱发骨化性肌炎；撕裂、外伤等类型的肌肉损伤也会削弱肌力。在运动训练过程中，强化拮抗肌训练可防止肌肉损伤，提升运动表现。骨筋膜室综合征会导致广泛肌肉坏死，还会让肌肉间隔压力上升，若未及时缓解会引发多种并发症，后果严重。幸运的是，骨骼肌自我修复能力强，受损后的修复过程与新生过程相似。

2. 肌肉重建

肌肉的再生机制与骨骼结构的再生机制具有相似性。当肌肉长期得不到锻炼时，会出现萎缩现象；反之，过度锻炼则会导致肌肉肥大。因此，对于骨折患者来说，适当的肌肉力量训练极为关键。在经历肌肉损伤或手术后，患者应尽早进行适当活动。若将下肢长时间固定于硬质石膏中，会导致股四头肌萎缩，且这种萎缩很难通过等长收缩训练来恢复。相比之下，使用早期活动辅助设备，如弹力支撑带等，在肢体固定的情况下尽早进行活动训练，有助于减轻肌肉萎缩的程度。

第三节　运动康复的运动心理学规律

体育运动的参与者通过不断挑战身体极限来实现对自我的超越与突破。然而，在体育运动中，并非所有人都能一帆风顺。在运动的过程中，人们往往会遭遇疲劳与伤病的双重考验。面对这些考验，有的人不堪重负，逐渐变得绝望，最终选择了放弃。而有的人则展现出了坚韧不拔的精神风貌，他们保持乐观心态，积极配合康复治疗，最终得以重返赛场，再创佳绩。运动心理学承担着促进运动康复、预防运动损伤、规避过度训练的重任，不仅为运动员在赛场上保持健康提供了有力保障，更为他们攀登运动高峰奠定了坚实的心理基础。

一、运动损伤的心理原因

运动损伤的外部原因主要是生理因素，心理因素是造成出现运动损伤的内部原因。

（一）应激反应

在运动过程中，许多场景都可能引发运动员的应激反应。研究表明，运动员应激反应的剧烈程度与其对任务要求、自身能力和应激后果的了解程度有关。如果运动员对这些要素有着清醒的认知和深入的了解，他们的应激反应就不会很明显，反之则会相当剧烈。换言之，应激反应源于运动员对自身能力的认知与情景需求的不平衡。因此，为了避免剧烈的应激反应，运动员应该尽可能地了解自身的能力。

除了一些重大生活事件，来自日常生活中的一些小的困惑或冲突也会产生或加重应激反应，进而增加运动员在训练和比赛中发生运动损伤的可能性，因为日常冲突常常是与重大生活事件相伴的。如运动员来到新的运动队，通常会感到孤独。在预测运动损伤的发生方面，日常冲突要比重大生活事件的准确性高。

导致损伤的原因还有可能是过去的损伤经历，运动员的损伤未恢复好很有可能造成再次损伤。同样，如果运动员生理状况恢复了，但心理上尚未准备好重返赛场，也会造成运动员焦虑的情绪和消极的认知评估，从而加大运动损伤的可能性。

（二）人格因素

人格因素虽然不是导致运动损伤的直接因素，但它与应激源、应对策略的资源等相互作用，可能影响运动员对压力的反应。人格因素包括意志的坚强性、内外控制点、合群感、竞赛特质焦虑、内部动机、自我观念及内外向等。

人格因素对运动损伤的影响是不能直接体现出来的，而是通过两个途径来表现的，一是通过影响个体认知评估和生理机能而导致运动损伤，这个过程受年龄、性别、天气、季节、场地情况等因素影响。二是通过影响其他心理变量，如生活应激、应对技巧而导致运动损伤。

影响运动损伤的几个人格变量主要是焦虑、控制点、动机水平。

第一，焦虑。

焦虑是一个较为重要的变量，焦虑会导致运动员的肌肉紧张度增高、注意力紊乱，从而提高运动员损伤的易感性。越是焦虑的运动员，运动损伤的发生率就越高。当处在高焦虑水平的运动员认为焦虑对他们的运动表现有消极作用时，运动员的肌肉紧张度就有可能增高，注意力被干扰的程度就会加大，从而损伤发生的可能性也会增大。

第二，控制点。

运动员在面临潜在的应激运动场景时，通过对自己的动机、能力、所能利用的资源及所处的场景等方面的认知评估而产生的应激反应是运动损伤发生的本质原因，运动员的认知评估是影响运动损伤发生的重要变量，而对个体控制点进行测量所想解释的正是个体在认知评估方面的差异。

第三，动机水平。

遭受严重损伤的运动员动机水平很高，女运动员尤其如此。高动机水平的运动员更可能受伤的原因通常与个人对自己高标准、严要求，以及个人的高抱负水平有关，许多运动员为了实现自己成功的欲望，或实现亲友、教练、领导等人过高的期望，往往会在训练和比赛中忍受疼痛或过度疲劳，这就有可能导致运动损伤。

（三）应付资源

应付资源是指个体用以处理应激的广泛行为及个体周围的社会关系所组成的资源系统。这一系统与个体如何处理日常生活中各种问题和应激相关。应付资源通常包括应对行为、社会支持、应激管理、医学缓解手段和相应的心理技能。

应对行为就是有助于运动员对付应激反应的行为，由于减少了运动员的应激反应，完善的应对行为有助于减少运动损伤的次数和降低严重程度。社会支持是一种重要的应对资源，有助于减轻压力反应带来的不利影响，社会支持来自很多方面，如父母、朋友、教练、队友等。当应激反应较为严重时，运动员可以运用相同的技术作为干预认知和控制唤醒的策略来减轻应激反应的影响。运动员集中注意力的心理技巧，是防止注意力紊乱和分散的有效方法。另外，有的运动员出于对利益的追求，非法使用药物以提高比赛成绩、愉悦情绪、减轻疼痛，同时也会造成运动员受伤，如服用促蛋白合成类固醇，副作用就是攻击性、抑郁、焦虑和社会退缩。

二、康复过程中的心理反应

运动员遭遇运动损伤后，他们的心理状态往往会在康复过程中发生变化，这些心理状态的变化对于康复治疗的进程和效果影响深远。在遭遇运动损伤后，社会的各种信息和机体的各种反馈会传递至伤者的神经中枢。这些信息在大脑中经过感知、分析、判断后，会触发伤者有意识或无意识的行为与反应。

损伤的程度、伤者的运动项目、损伤发生的时间，以及运动员所处的职业生涯阶段等，都是影响运动员心理反应的因素。这些因素会导致运动员对运动损伤产生不同的认知和情感反应，这些认知和情感反应会直接影响运动康复方案的效果。

因此，教练员和运动领域的工作人员需要密切关注运动员在康复过程中的心理反应，了解运动员可能出现的各种心理状态，一旦发现运动员出现心理失衡的征兆，应立即建议运动员寻求运动心理学家或其他精神卫生专业人员的帮助。这样的及时干预能够帮助运动员调整心态，使其积极配合康复治疗，从而达到更好的康复效果。

（一）情绪反应

运动员在职业生涯中难免会遭遇伤病，许多运动员甚至因为严重伤病而不得不放弃自己热爱的运动项目，一般来说，运动员在接受治疗的过程中会产生以下5种情绪反应。

1. 否认

许多运动员在最开始受伤时会否认自己受伤，这实际上是一种逃避行为，反映了运动员不愿面对现实的心理状态。若运动员长期否认自己的伤病，会严重阻碍后续的康复治疗。

2. 恼怒

当意识到自己确实受伤后，运动员的反应多为恼火，这是因为他们意识到自己在康复前无法重返赛场，伤病会对自己的职业生涯造成不利影响。这时的运动员不仅心情苦闷，容易发怒，而且时常会感到恐慌。这时的受伤运动员特别需要关心和支持。

3. 幻想

运动员可能会幻想如果情境发生变化，自己的生活和行为就会发生改变，或者允诺一些无法实现的愿望，以此来改变已经成为事实的运动损伤，如指望伤痛将会自动消失等。但如果到一定时间后仍未能康复，受伤者将退回到恼怒阶段，或者进入明显的抑郁阶段。

4. 抑郁

当运动员最终认识到无法立即解决伤痛或肌肉、骨骼、关节损伤问题，就会变得孤僻、自我怜悯，常常回避同教练员和队友的接触，产生消沉等负面情绪。

5. 接受

当运动员承认并接受自己已经受伤的事实并开始计划怎样成功地重返运动场时，那么心理恢复过程也就开始了。但是，康复过程并不意味着轻松愉快，有时运动员还会产生某些心理冲突。

（二）其他反应

1. 缺乏认同感

一些运动员受伤后无法重返赛场是因为缺乏了自我认同感，这对运动员来说十分重要，会严重影响自我观念的树立。

2. 害怕、紧张

许多运动员在受伤后会害怕和紧张，他们担心自己是否能完全康复，担心如果再度受伤，是否会被取而代之。由于运动员受伤时不能参与训练和比赛，大量的空闲时间可能会加重他们的担忧。

3. 丧失自信心

运动员在受伤后不能参加训练和比赛，自身的体能状况不断退化，可能会丧失自信心。如果这种反应过于严重，甚至会导致运动员动机下降、运动表现力低，甚至进一步受伤。

4.运动表现下降

由于自信心下降并失去训练时间，运动员可能会出现伤后表现下降的现象。许多运动员伤后难以降低他们的期望，并期待自己恢复到受伤前的水平。

三、运动损伤康复的心理干预手段

（一）普及损伤和康复的相关知识

在运动员初次遭遇运动损伤后，为其提供清晰的康复期望至关重要。为此，医生应当以简洁易懂的方式，向他们解释伤势的恢复过程。以摔跤运动员锁骨骨折为例，医生可以采用一种更为直观的方法向运动员解释伤情，即用一根断掉的棍棒来代表他的锁骨，借助棍棒帮助他理解伤势的严重程度。同时告诉他养伤所需的时间。以三个月的康复期为例，医生应告知运动员，在康复的初期，大约一个月内，他的肩部会逐渐感觉好转，但若过早地尝试进行一些常规活动，有可能会造成伤病的反复；两个月内，他可以进行一些简单的健身系列运动，如轻量的力量训练和灵活性的恢复练习；在这之后，他可以进行更复杂的训练，包括适当的负重练习，帮助他的受伤部位快速恢复。最后，只有当他的身体状况完全恢复，并通过医生的评估后，才能重返赛场。

（二）进行积极的思维训练

积极心理训练是通过自我内心对话来影响个体行为的一种方法。在运动员康复过程中，当他们感受到受伤部位的疼痛或发现康复效果不如预期时，很容易产生消极和悲观情绪。此时，如果运动员态度消极，将会影响其康复效果。通过积极的思维训练，运动员可以实现自我心理控制。在面对困难和挑战时，受过训练的运动员能够采用积极的思维方式鼓励自己，这种积极的心态有助于运动员迅速康复，能够有效缩短运动员从受伤到恢复、再到重返赛场的时间。

（三）建立相互信任的关系

运动员或锻炼者受伤之后，常常产生怀疑、悲伤、生气、困惑的情绪，并且会变得十分脆弱。这些情绪可能使想帮助他们的人难以与之建立相互信任的关系。在这个时候应努力去理解受伤者的情绪感受，让受伤者感到有人在情感上支持他们并和他们站在一起，对他们很有帮助。当运动员受伤的时间变长，他们感到自己正在被人淡忘，用探视、电话慰问的方法表示对他们的关心特别重要。在建立亲密关系时，应注意不要对运动员的迅速康复表现得过于乐观，而要持积极肯定的态度并强调团队的帮助。

（四）设置康复目标

设置目标有助于运动员将注意力指向当前的活动任务，提升自信心水平，减少认知焦虑，形成较现实的期望和最佳的心理状态。因此，应帮助运动员制订相应的恢复期训练计划，要求受伤运动员设置实际和易于达到的目标。通过实现阶段性目标，使运动员认识到康复方法有效果，只要坚持下去，一定很快就会恢复。设置目标时，应注意短期目标与长期目标、特殊目标和一般目标、容易目标和困难目标、行为目标与结果目标的区别。

（五）平和应对伤病复发

人们恢复的速度各有不同，伤病的复发也并不罕见。所以，使运动员做好准备来应对伤病复发特别重要。为此，运动心理学工作者或队医应该在建立信任关系的阶段就提醒受伤运动员，伤病有可能随时复发。同时，应鼓励运动员对康复过程保持积极态度，平和应对，复发是正常的，因此不必惊慌，也不必气馁。康复的目标也需要定期评估和修改。此外，还应帮助运动员学会应对复发技巧并鼓励他们在伤病复发时告诉重要的人。通过与重要的人讨论自己的感受，运动员可以获得必要的社会支持。

第四节　运动康复的运动营养学规律

运动系统疾病涵盖人体的四肢和脊柱的骨骼、肌肉及神经的问题与损伤。如今，随着医疗技术的飞速进步，治疗这类疾病的方法也迅速变多。对于运动员来说，保持运动能力和快速恢复身体功能至关重要。为了实现这一目标，及时且科学地补充营养成了一个关键环节。合理的营养补充不仅能帮助运动员缓解运动带来的疲劳，还能加速运动损伤的康复过程。

一、运动员日常需要的营养物质

（一）营养素

人们的日常饮食中含有一些对维持生命而言至关重要的成分，它们被称为营养素。简单来说，营养素就是能让人们活下去并保持健康的物质，一共有七大类：矿物质、脂肪、蛋白质、维生素、碳水化合物、水及膳食纤维。简单来说，人们想要保持健康，就必须在日常饮食中广泛摄入这七大营养素（表 5-4-1）。

表 5-4-1　各类营养素的功能

名称	功能及作用	注意事项
水	约占成人体重的 60%～70%	注意日常训练中的及时补水
	构成人体的主要成分	
	营养物质消化、吸收、运输的载体	
	调节体温、润滑关节等各组织	
蛋白质	约占成人体重的 16%～19%	每日摄入量应占总热量的 12%～15%
	构成组织和细胞的重要成分	动、植物蛋白相互搭配
	用于更新和修补组织细胞	优质蛋白应达到 50%
	参与物质代谢及生理功能的调控	—
	提供能量	—
	增强免疫力	—
脂肪	约占成人体重的 15%～20%	每日摄入量应占总热量的 25%～30%
	长时间、低强度运动的重要能量来源	—
	促进脂溶性营养素的吸收	个别项目运动员应适当增加摄入量
	用于合成激素	—
	运动中对内脏器官有减震作用	—
碳水化合物	提供运动训练所消耗的大部分能量	每日摄入量应占总热量的 55%～65%
	减少高强度训练时肌肉蛋白质的分解	—
	促进脂肪彻底氧化，减少酸性物质堆积	—
	增强免疫力	—

续表

名称	功能及作用	注意事项
维生素	维持人体生长发育和生理功能	水溶性维生素需每日从食物中摄取
	参与物质和能量代谢	重视 B 族维生素的摄入
矿物质	构成骨骼的主要成分	矿物质每天会从人体排出，需及时补充
	维持神经、肌肉的正常生理功能	每日补充
	保持体液和机体的酸碱平衡	—
	组成酶或成为酶的活化剂	—
膳食纤维	改善肠道功能	每日摄入量应为 25g～35g
	调节脂类、糖类的代谢	—
	帮助控制体重	—

（二）能量

运动员的能量代谢主要受三个关键因素影响，即运动强度、频率和时长。当然，年龄、体重、身高、营养状况及训练强度也会对其产生影响。简单来说，当运动员发力时，就会消耗能量，能量的衡量单位为焦耳（J）。在营养学领域，学者通常会用卡（cal）或千卡（kcal）来描述食物中的能量。

（三）食物分组

进食是人们获取能量、保障身体营养供应充足的主要途径，食物支撑着人类的生存与繁衍。食物可以简单分为动物性和植物性两大类，也可进一步细分为八小类。从营养学的角度来看，同一类别的食物往往含有相近的能量，在一定程度上可以相互替代。这意味着，在保证营养均衡的前提下，人们可以根据自己的口味和偏好，在同一类别的食物中进行选择（表 5-4-2）。

表 5-4-2　每份可提供 90 kcal 能量的食物

类别	每份重量（g）	蛋白质（g）	脂肪（g）	碳水化合物（g）	主要营养素
谷薯类	25	2	—	20	碳水化合物，维生素

续表

类别	每份重量（g）	蛋白质（g）	脂肪（g）	碳水化合物（g）	主要营养素
蔬菜类	500	5	—	17	无机盐、维生素
水果类	200	1	—	21	膳食纤维
大豆类	25	9	4	4	蛋白质
奶类	160	5	5	6	
肉蛋类	50	9	6	—	
硬果类	15	4	7	2	脂肪
油脂类	10	—	10		

二、营养与运动能力

（一）营养与血红蛋白

血红蛋白是高等生物体内负责运载氧的一种蛋白质，存在于红细胞内，红细胞的机能主要由血红蛋白完成。血红蛋白除了作为血液缓冲物质发挥作用，其主要功能在于携带氧气和二氧化碳，并对酸性物质起缓冲作用。运动员血红蛋白的理想参考值为：男子运动员不低于 150 g/L，女子运动员不低于 130 g/L。

膳食中应注意加强含铁食物、蛋白质、维生素 C、维生素 B12 的补充，充分保证造血物质的每日摄入量。上述成分含量高的食物有：动物肝脏和血、牛奶、蛋黄、豆制品、绿色蔬菜、海带、紫菜、黑木耳等。

从营养上补充和增加机体的抗氧化能力也十分必要。如番茄红素、维生素 C、维生素 E 等可以增强红细胞膜的抗氧化性能，减少红细胞的破坏。也可选择具有一定抗氧化能力的天然食品，如猕猴桃、生大蒜、洋葱等。

（二）营养与免疫力

免疫系统可以说是人们体内抵御疾病的最好武器，在免疫组织和疾病抗体共同作用下，免疫系统可以帮助人们预防各种疾病。免疫系统也需要不断地吸收各种营养才能保持正常运转，当身体处于康复阶段，免疫力比较低时，运动员需要获得良好的营养全面的饮食补充。一些微量元素如锌、硒、铁、铜、维生素 A、维生素 B、维生素 C 和维生素 E 的缺乏，会改变人体的免疫系统功能。因此，在日常饮食中，我们要尽可能补充各种微量元素，以保证免疫系统的正常运转。

牡蛎可以帮助身体制造细胞激素，提高抵抗力，牡蛎和螃蟹富含硒，而身体缺硒会增加患膀胱、乳腺、结肠、直肠、肺和前列腺癌的风险。酸奶中含有嗜酸乳杆菌和双歧杆菌两种益生菌，可以帮助身体增加白细胞的数量，抵抗疾病。绿茶中的茶氨酸可以促使淋巴细胞释放抗菌物质，而且绿茶还有助于促进新陈代谢。橙子、猕猴桃和柿子椒中含有大量维生素 C，且橙子能够帮助身体产生抗体和白细胞。

（三）抗氧化营养物质

氧气是生命的基础，我们的身体是一部氧化与还原的循环机器，在正常的人体生命活动中，可以产生许多自由基。运动时体内氧摄取和消耗增大，体内自由基成比例增加，长时间高强度的运动会消耗体内的抗氧化物质，自由基产生过多而没有被体内的抗氧化物质中和，就可能导致细胞受损。

补充抗氧化剂以对抗运动中生成的大量自由基是延缓运动性疲劳的发生、促进运动后疲劳的消除和身体功能恢复的重要手段之一。补充外源性抗氧化剂，控制和降低运动性内源自由基生成及脂质过氧化方面的作用已经得到证实。目前体育界比较常用而且有效的抗氧化剂有维生素 E、维生素 C、谷氨酰胺和谷氨酰胺肽、类胡萝卜素、辅酶 Q、番茄红素、螺旋藻系列产品等。抗氧化剂最为重要的来源是食物，当食补满足不了需要时才应以添加补剂的形式补充（表 5-4-3）。

表 5-4-3　目前体育界应用的抗氧化剂

抗氧化剂营养品	具有抗氧化能力的天然食品及中药
维生素 C、维生素 E	猕猴桃、柑橘
番茄红素	番茄、山楂、大枣等
类胡萝卜素	生大蒜、辣椒
叶酸	番茄、洋葱
辅酶 Q	胡萝卜等蔬菜
结合亚油酸	西洋参、沙棘

螺旋藻类产品	丹参、知母宁
谷氨酰胺及谷酰胺肽胶囊	黄芪等中药
牛磺酸	微量元素硒

三、各类营养品的合理使用

营养品补充的效果依赖于膳食平衡、训练状态、机能状态、心理及精神状态、技战术等。重视基础膳食，不要过分依赖营养品，如果膳食营养很合理，身体机能状态较好，可不必服用营养品。运动员若是出现过度训练及身体机能失调、运动损伤，如体重逐渐下降、晨脉增加、睡眠紊乱、食欲下降等，运动员和科研人员可考虑从膳食营养及营养品补充等方面采取措施。因此，使用营养品时应遵循专家或医生、科研人员的建议，了解营养品的服用时间、剂量、机体对营养品的反应和耐受情况，随时掌握生理生化指标，了解服用的效果。

第六章　运动康复的训练方法

运动康复已成为现代医学和现代体育运动领域中重要的康复治疗手段。认识和理解运动康复，并掌握相应的运动康复手段和方法具有非常重要的意义。本章的主要内容为运动康复的训练方法，分为六个部分，依次是肌肉力量康复训练法、关节活动训练法、平衡与协调能力训练法、心肺功能训练法、核心区稳定训练法、渐进性功能训练法。

第一节　肌肉力量康复训练法

一、负荷强度训练

负荷强度因肌肉力量训练目标不同而存在差异，高负荷强度训练有助于提高肌肉力量，低负荷强度训练可有效增加肌肉耐力。

二、肌力协调性训练

肌力协调性就是各类肌肉的协作能力。在不同的运动项目中，机体需要调动不同的肌肉群。因此，根据每项运动的特殊要求做针对性训练有助于提升机体在特定项目中运动能力。在康复治疗领域，针对患者的不同受伤部位制订不同类型的肌力协调性训练计划有助于提升患者的恢复速度。

三、超负荷训练

要想有效增强肌肉力量，加快患者的肌肉力量恢复速度，一个简单而有效的方法就是提升日常的训练量。提升训练量最常用的策略有两个：一是增加训练的次数，即在保持同一压力水平的情况下，尽可能多地完成连续动作；二是提升训练强度，即增加肌肉所受压力。

四、增强肌群肌力训练

（一）增强髋部肌群肌力

（1）患者侧卧位，患侧腿置于上方，健侧腿在下。治疗人员正对患者，双手轻轻托起患侧腿，将其提升至与身体水平的高度。随后，指导患者进行自主的、大幅度的髋关节屈曲动作，以增强其髋关节的灵活性和肌肉力量。

（2）患者患侧腿在上，治疗人员使用一块滑板来辅助患者完成动作。滑板放置在患侧腿下，治疗人员轻轻推动滑板，将患侧腿抬升至水平位置。接着，指导患者进行主动的大范围髋关节屈曲练习，这种方法能有效提升关节活动度。

（3）在仰卧位的训练中，患者下肢保持屈髋、屈膝的状态。治疗人员正对患者，双手握住患者的下肢，引导患者屈髋、屈膝约90°。此时，治疗人员下方的手稳稳托住患者的足跟及踝关节，而上方的手则放在患者的大腿远端，向足部方向施加一定阻力。这种训练方法旨在加强髋关节周围的肌肉力量，提高关节的稳定性。

（二）增强内收肌群肌力

（1）患者仰卧位，健腿外展，患腿伸直，治疗人员用滑板托患腿至水平位，随后引导患者进行主动的大范围收髋。

（2）患者侧卧位，患腿在下伸直，治疗人员托起健肢至外展位，引导患者进行主动或站立位全范围抗阻内收髋。

（三）增强髋外展肌群肌力

（1）患者处在仰卧位，伸直两腿，主动进行全范围的外展髋。

（2）患者处在侧卧位，患腿在上并伸直，然后进行主动全范围外展髋，或站立位做全范围外展髋。

（四）增强髋后伸肌群肌力

（1）患者处在仰卧位，健腿在下，患腿在上，治疗人员站在患者身后，用两手托起患腿至水平位，然后让患者做主动的全范围伸髋动作。

（2）患者处在俯卧位，伸直下肢，并进行全范围伸髋动作。

（五）增强膝部肌群肌力

（1）患者处在侧卧位，伸直两腿，使患腿在上，进行主动外展运动。

（2）患者处在侧卧位，伸直两腿，使患腿在上，使用滑板将患腿小腿托到水平位，然后使其在滑板上主动进行全范围屈膝。

（六）增强伸膝肌群的肌力

（1）患者处在侧卧位，健腿在下并伸直，患腿在上，治疗人员面向患者站立，并用双手将患侧小腿托起至水平屈曲位，然后让其主动进行全范围伸膝。

（2）患者处在坐位，进行全范围的伸膝动作，可以在小腿远端放置沙袋，进行抗阻训练。

（七）增强踝内、外翻肌群肌力

（1）患者仰卧，双下肢伸直，做全范围的踝内、外翻动作。

（2）患者坐位或站立位，主动做全范围的踝内、外翻动作。

（3）患者仰卧，双足分开，将弹力带绕在双足上并绷紧，训练时一足固定，另一足做外翻动作或双足同时外翻。

（八）增强踝部背伸肌群的肌力

（1）患者处在卧位或坐位，进行全范围的踝背伸动作。

（2）将弹力带放在患者足背，两端固定在远端，做全范围背伸踝的动作。

第二节　关节活动训练法

一、被动训练

被动训练要注意以下几点。

（1）患者需选择舒适体位，确保肢体得到充分的放松。

（2）患者的运动顺序应根据具体病情来确定。

（3）在康复训练时，治疗人员应固定住患侧的近端，同时托住远端，以确保运动的准确性。

（4）康复动作要有节律且缓慢。

（5）所有操作都应在患者不痛苦的情况下进行。

（6）被动训练旨在增大关节的活动范围，训练过程中可能会产生酸痛或轻微疼痛，但应保持在患者可耐受的程度。

（7）训练应从单关节逐渐过渡到多关节。

（8）被动训练应在经验丰富的康复治疗师的指导下进行，以确保安全与训练效果。

（9）每一个动作都需要重复 10～30 次，每日重复 2～3 次。

二、主动－辅助关节活动度训练

主动－辅助关节活动度训练的注意事项如下。

（1）治疗人员可以借助辅助工具如棍棒、绳索和滑轮等协助患者进行主动运动。

（2）在最初训练时，治疗人员应为患者提供一定的助力，使运动过程更加流畅。

（3）治疗人员要控制自己提供的助力，避免影响训练效果。

（4）患者的运动应涵盖关节的各个方向。

（5）每个训练动作需要重复 10～30 次，每日重复 2～3 次。

三、主动关节活动度训练

（一）肩关节

1. 肩关节屈曲

体位可以是坐位、立位、仰卧位、侧卧位，肩关节无外展、内收、旋转，保持前臂中立位，手掌朝向体侧。

运动范围：0°～180°。

运动方式：上肢在矢状面沿冠状轴向前上方运动，应固定肩胛骨，防止出现代偿运动。

代偿运动：躯干伸展，肩关节外展。

2. 肩关节伸展

体位可以是坐位、立位、侧卧位，肩关节无外展、内收、旋转，保持前臂中立位，手掌朝向体侧。

运动范围：0°～60°。

运动方式：在矢状面，上肢向后上方运动，应固定肩胛骨，防止出现代偿运动。

代偿运动：肩胛骨前倾、上抬、外展。

3. 肩关节外展

体位为坐位，肩关节中立位，外展到 90° 时掌心向上，使肱骨充分外旋。

运动范围：0°～180°。

运动方式：沿矢状轴运动，同时应固定肩胛骨，防止出现代偿运动。

代偿运动：肩胛骨上抬（耸肩），肩关节外旋、屈曲，躯干向对侧屈曲。

4. 肩关节内收

体位为坐位，肩关节屈曲、伸展均呈 0° 位，肱骨充分外旋。

运动范围：当肩关节处于 20°～45° 屈曲位时，上肢做内收运动的范围为 0°～45°。

运动方式：沿矢状轴运动，应固定肩胛骨。

5. 肩关节内旋

体位可以是坐位、仰卧、俯卧位。肩关节外展 90°，肘屈曲 90°，前臂旋前并与地面平行。

运动范围：0°～70°。

运动方式：前臂在矢状面向下肢的方向运动。应固定肱骨远端，防止肩胛骨上抬和外展。

代偿运动：躯干屈曲，肘关节伸展，肩胛骨上抬、外展。

6. 肩关节外旋

体位可以是坐位、仰卧、俯卧位。肩关节外展 90°，肘屈曲 90°，前臂旋前并与地面平行。

运动范围：0°～90°。

运动方式：前臂在矢状面上沿冠状轴向头部方向运动，注意固定肩胛骨。

代偿运动：躯干屈曲、肘关节伸展、肩胛骨下撤、内收。

7. 水平外展

体位为坐位，肩关节屈曲 90°。

运动范围：0°～90°。

运动方式：肱骨沿垂直轴在水平面上向后移动。

代偿运动：躯干旋转或屈曲。

8. 水平内收

体位为坐位，肩关节屈曲 90°。

运动范围：0°～45°。

运动方式：上肢沿垂直轴在水平面上做过中线运动。

代偿运动：躯干旋转。

（二）肘关节

1. 屈曲

体位为坐位或仰卧位，上肢紧靠躯干，肘关节伸展，前臂中立位。

运动范围：0°～150°。

运动方式：前臂在矢状面上沿冠状轴向前做接近肱骨方向的运动。

代偿运动：肩关节屈曲。

2. 伸展

体位为坐位，上肢紧靠躯干，肘关节伸展，前臂中立位。

运动范围：0°。

运动方式：前臂在矢状面上沿冠状轴向后做远离肱骨方向的运动。

代偿运动：肩关节伸展。

3. 旋前

体位为坐位，上臂紧靠躯干，屈肘 90°，前臂中立位。

运动范围：0°～80°。

运动方式：在水平面上，以垂直轴为轴，进行拇指向内侧、手掌向下的运动，上臂紧靠躯干，防止出现代偿运动。

代偿运动：肩关节外展、内旋。

4. 旋后

体位为坐位，上臂紧靠躯干，屈肘，前臂中立位。

运动范围：0°～80°。

运动方式：在水平面上，以垂直轴为轴，进行拇指向外侧、手掌向上的运动。

代偿运动：肩关节内收和外旋。

5. 复合动作

旋前或旋后位下的屈曲或伸展，屈曲或伸直位下的旋前或旋后。

（三）腕关节

1. 屈曲

体位为坐位，肘关节屈曲90°及手指屈曲，以免影响腕关节的活动。

运动范围：0°～80°。

运动方式：手掌在矢状面上沿冠状轴向前臂屈侧靠近。

代偿运动：腕关节桡偏或尺偏。

2. 伸展

体位为坐位，肘关节屈曲90°，前臂尺侧置于桌面上，手指轻度伸展。腕关节不得出现桡偏、尺偏及手指屈曲，以免影响腕关节的活动。

运动范围：0°～70°。

运动方式：手掌在矢状面上沿冠状轴向前臂伸侧靠近。

代偿运动：腕关节桡偏或尺偏。

3. 桡偏

体位为坐位，掌心向下置于桌面上，手指轻度伸展。

运动范围：0°～25°。

运动方式：手掌在冠状面上沿矢状轴运动，向桡侧屈曲。

代偿运动：腕关节伸展。

4. 尺偏

体位为坐位，掌心向下置于桌面上，手指轻度伸展。

运动范围：0°～30°。

运动方式：手掌在冠状面上沿矢状轴运动，向尺侧屈轴。

代偿运动：腕关节屈曲。

（四）拇指

1. 腕掌关节的屈曲

体位为坐位，前臂和手放在桌面上，呈中立位。

运动范围：0°～15°。

运动方式：拇指在冠状面上，做贴近手掌方向的运动。

2. 腕掌关节的外展

体位为坐位，前臂和手放在桌面上，呈中立位。

运动范围：0°～70°。

运动方式：拇指在矢状面上，做远离手掌方向的运动。

（五）手指（包括掌指关节、近端指间关节、远端指间关节）

1. 屈曲

体位为坐位，腕关节中立位，前臂放在桌面上。

运动范围：0°～90°。

运动方式：掌指关节的矢状面运动。

2. 伸展

体位为坐位，腕关节中立位，前臂放在桌面上，手指无内收、外展。

运动范围：0°～45°。

运动方式：矢状面运动。

（六）髋关节

1. 屈曲

体位为仰卧位，躯干无侧弯，髋关节无内收、外展、内旋、外旋。

运动范围：0°～125°。

运动方式：在矢状面沿冠状轴运动，注意固定骨盆，防止躯干的代偿运动。

代偿运动：腰椎屈曲。

2. 伸展

体位为俯卧位，躯干无侧弯，髋关节无内收、外展、内旋、外旋，膝关节伸展位。

运动范围：0°～30°。

运动方式：在矢状面沿冠状轴运动，髋关节向背侧后伸，注意固定骨盆，防止出现前倾和旋转。

代偿运动：腰椎伸展。

3. 外展

体位为仰卧位，髋关节无屈曲、伸展、旋转，膝关节伸展位。

运动范围：0°～45°。

运动方式：在冠状面沿矢状轴运动，下肢远离对侧肢体。

代偿运动：髋关节外旋。

4. 内收

体位为仰卧位，髋关节无屈曲、伸展、旋转，膝关节伸展位。

运动范围：0°～30°。

运动方式：在冠状面沿矢状轴运动，下肢做过中线动作。

代偿运动：髋关节内旋。

5. 内旋

体位为坐位，髋关节屈曲90°，无外展、内收；膝关节屈曲90°。将毛巾卷成筒状，置于股骨远端。双手固定于诊查床边缘。

运动范围：0°～45°。

运动方式：小腿在水平面沿垂直轴运动，做远离中线动作。

代偿运动：髋关节内收。

6. 外旋

体位为坐位，髋关节屈曲90°，无外展、内收；膝关节屈曲90°置于诊查床边缘。将毛巾卷成筒状，置于股骨远端。双手固定于诊查床边缘。

运动范围：0°～45°。

运动方式：小腿在水平面沿垂直轴运动，做过中线动作。

代偿运动：髋关节外展。

（七）膝关节

膝关节屈曲与伸展。

体位为仰卧位，髋关节屈曲同时膝关节屈曲，伸展髋、膝关节回到中立位。也可以俯卧位，单独完成膝关节屈伸的主动活动。

运动范围：0°～135°。

运动方式：在矢状面沿冠状轴运动。

（八）踝关节

1. 背屈

体位为坐位，膝关节屈曲90°，踝关节中立位，无内翻及外翻。

运动范围：0°～20°。

运动方式：在矢状面上沿冠状轴完成足尖从中立位向小腿靠近的动作，注意膝、髋关节的代偿运动。

2. 跖屈

体位为坐位或站立位，膝关节屈曲90°，踝关节中立位，无内翻及外翻。

运动范围：0°～50°。

运动方式：在矢状面上完成足尖从中立位向足底方向的运动。

3. 内翻

体位为坐位，膝关节屈曲90°，髋关节无内收、外展及旋转。

运动范围：0°～35°。

运动方式：在冠状面上运动，即踝关节的外旋、内收、跖屈的复合运动。

4. 外翻

体位为坐位，膝关节屈曲90°，髋关节无内收、外展及旋转。

运动范围：0°～15°。

运动方式：组成踝的诸关节共同完成的内旋、外展、背屈的组合运动。

第三节　平衡与协调能力训练法

一、平衡能力训练方法

（一）静态平衡法

静态平衡的维持依赖肌肉间的协调性收缩，即等长收缩。这种训练方法的理论基础是本体促进原理，可以在任何体态下进行。以下是平衡练习所应遵循的原则。

首先，平衡练习需要循序渐进。患者应当从稳定的体位开始练习，逐渐过渡到稍不稳定的体位，再到最不稳定的体位，这样才能稳定提升平衡能力。

其次，平衡练习需遵循扩散规律。在平衡练习过程中，保持头部的稳定非常重要。头部的稳定依赖颈部肌肉的支撑，颈部肌肉还能为其他部位的锻炼提供有力支持。

（二）动态平衡法

维持动态平衡并不困难，可以通过调整肌张力或改变体位与姿势来实现。进行动态平衡练习时，患者会逐渐适应在不同支撑面和重心高度下施加外力的情况，以此来提升维持动态平衡的能力。为了更有效地锻炼这种能力，患者可以利用各种辅助设施进行不同体位的平衡练习。这些设施包括平衡板、圆棍，以及大小各异的充气球等。换言之，动态平衡训练的本质就是培养平衡维持能力。

二、协调能力训练方法

（一）协调性训练的种类

协调性训练的种类包括上肢协调性训练、下肢协调性训练和躯干协调性训练，可在卧位、坐位、站立位、步行位和增加负荷的步行中进行。

（二）协调性训练的要点

（1）协调性训练需遵循系统性原则，有条不紊地推进。

（2）训练初期，患者应从简单的单侧动作入手，逐步增加难度，进而过渡到更为复杂的动作组合。

（3）在运动范围和速度方面，大幅度的动作相较于小幅度动作更易执行，快速动作比缓慢动作更易完成，因此治疗师应建议患者先从大范围和快速的动作开始训练，再逐步过渡到小幅度和缓慢的动作。

（4）若残疾患者两侧肢体患病的轻重程度不同，则应先从较轻的一侧开始训练；若两侧患病程度相当，原则上要从右侧开始训练。

（5）先睁眼后闭眼。最初睁眼进行运动，熟练后交替睁眼和闭眼进行运动，最后闭眼做运动。

对于上述训练，每一个动作要重复进行3~4次。在完成训练之后，休息的时间不能少于完成运动所花费的时间。所有的训练都需要在正常活动范围之内进行，并且要注意进行保护。

第四节　心肺功能训练法

一、实施心肺功能训练计划的步骤

（1）严格筛选参与对象，要求每位入选者填写健康状况表，了解其身体状况。

（2）引导参与者养成坚持锻炼的良好习惯。

（3）精心设计丰富多样的活动项目。可以选择易于量化、便于控制强度的活动，如步行和骑自行车，这类活动既能有效监测参与者运动效果，又能最大限度确保参与者的安全。

（4）在运动强度的安排上，遵循循序渐进的原则。初期以参与者能够轻松完成为标准，设置运动负荷较低的项目。随着锻炼的深入，逐渐加大运动强度，并在过程中给予参与者一定的支持。

（5）重视运动前后的准备工作与放松整理。每次运动前安排适当的热身活动，预防参与者受伤；运动后则要借助整理活动帮助参与者放松身心、恢复体力。

二、定期进行测试

定期进行体质测试，可以有效评价运动健身计划的开展情况，并能够结合实际及时调整锻炼计划。

三、制订提高心肺功能的运动计划

运动训练对心肺功能的提升效果主要受运动强度、时间及频率三大要素影响。研究表明，如果人们在运动时将运动强度保持在最大摄氧量的 50%～85% 范围内，每次训练持续 20～60 min，并且每周坚持 3～5 天，就能够有效提升心肺功能。

（一）运动负荷的基本要求

1. 运动强度

要达到提升心肺功能的效果，运动强度应保持在最大摄氧量的 50%～85% 之间。久坐不动的人群应从该范围的最低限度开始运动，而体质较好的人则可适当加大运动强度。一般来说，最大摄氧量的 60%～80% 是多数人的理想运动强度。此外，合理选择运动强度与时间，是确保健身效果的关键，运动时应注意控制运动时间与强度，以确保每次锻炼的总能量消耗达到 837 至 1 256 kJ。

2. 运动持续时间

运动持续时间受运动强度的影响，运动者在运动时应合理控制运动持续时间和运动强度。以每分钟消耗 40 kJ 的运动强度为例，若锻炼者想要让每次锻炼的总能量消耗达到 1 200 kJ，则应将运动持续时间控制在 30 min 左右。值得注意的是，锻炼者如果以较大的强度运动，则应注意缩短运动持续时间，因为长时间的高负荷运动会让身体陷入疲劳状态，反而不利于提升心肺功能。

3. 运动频度

在运动健身计划的开始阶段，以每周 3～4 次的运动频度最为适宜，在之后的长期运动中，按照隔天运动的频度进行锻炼能够使心肺功能得到改善，并且能够有效减少损伤，维持体重。

（二）运动强度的测定

1. 代谢负荷

测定运动强度最直接的方法是以运动中耗氧量占最大摄氧量的百分比来衡量。提高心肺功能的最佳运动强度范围是最大摄氧量的 60%～80%，这种测定方法的优越性在于它采用了心肺功能的评定标准，即最大摄氧量。但局限性在于，测定个体最大摄氧量的仪器较昂贵，而且测定个体在运动中的耗氧量也较困难。因此，用与最大摄氧量的 60%～80% 相对应的心率来评定运动强度，相对较为简便实用。

2. 靶心率直接测定法

心率会随代谢负荷的增加呈线形增加。因此，可以通过心率来直接测定运动强度。在运动中所应达到的心率称为靶心率，靶心率可以通过分级运动试验（GXT）而直接测得。

3. 最大心率

在利用最大心率间接测定运动强度时，如有条件可通过分级运动试验（GXT）直接测定个体的最高心率。如没有条件，则可通过年龄来推算其最高心率，公式为：最大心率 =220– 年龄。

4. 运动自觉量表

运动自觉量表是以运动者自己的感觉来对运动强度进行评估的方法。

第五节　核心区稳定训练法

一、基本训练方法

（一）腹横肌训练

顾名思义，腹横肌训练的主要目的是增强腹横肌的肌力。腹横肌训练主要由两个动作组成，具体的训练要点如下。

（1）患者仰卧，屈髋屈膝，双脚平放地面，保持骨盆中立。呼气时肚脐向脊柱方向拉近，保持 3～5 s 后复原，重复此动作，在重复期间保持呼吸平稳。

（2）患者双手双膝支撑跪姿，下颌略微收紧，脊柱与骨盆保持中立位，呼气时将肚脐拉向脊柱，保持3～5 s后还原，重复此动作，并在重复过程中保持呼吸平稳。

（二）背肌训练

背肌训练能帮助患者锻炼臀大肌和脊柱深层稳定肌，患者在训练时应注意收紧后背肌群和臀大肌，先抬起胸部和双腿，将肚脐拉向脊柱，保持3～5 s后还原，重复此动作，并在重复过程中保持呼吸平稳。

（三）旋转肌训练

旋转肌训练能锻炼患者的腹横肌和腹外斜肌，提升患者核心部位的旋转稳定性，患者在训练时应注意屈髋屈膝，用双脚支撑身体，脊柱缓慢卷曲，腹肌发力，将肚脐拉向脊柱，保持3～5 s后还原，重复此动作，并在重复过程中保持呼吸平稳。

二、瑞士球核心稳定性训练

（一）俯卧伸展训练

俯卧伸展训练能有效提升核心部位水平面内稳定性，主要锻炼臀大肌和脊柱深层肌群，训练时应注意收紧背部、腹部和臀部肌肉，尽量保持俯卧姿势和平稳呼吸状态。

（二）侧卧臂支撑训练

侧卧臂支撑训练能有效提升核心部位冠状面内稳定性，主要锻炼腹斜肌，训练时应注意保持身体平直，肩、髋、踝呈直线，尽量保持侧卧姿势和平稳呼吸状态。

（三）仰卧位蹬球训练

仰卧位蹬球训练能有效提升核心部位矢状面内的稳定性，增强踝关节和膝关节的稳定性，主要锻炼臀大肌和背肌，训练时应注意臀大肌收紧，腹部收紧4 s左右后放松，不断重复收紧放松动作，尽量保持平稳呼吸状态。

（四）俯卧瑞士球外滚训练

俯卧瑞士球外滚训练能有效锻炼腹部肌肉，包括腹直肌、臀大肌、腹横肌、股四头肌等，训练时应保持跪姿，瑞士球位于前臂下，保持骨盆与颈部中立位；向前滚动，滚动时髋部前移，肩关节伸展，身体呈一条直线，然后缓慢返回原位。

（五）瑞士球俯卧下肢回弯训练

动作目的：锻炼腹肌与背肌，提高坐位稳定性。

主要参与肌肉：腹横肌、腹直肌、竖脊肌、臀肌。

动作要点：手部支撑身体，呈俯卧撑姿势，瑞士球置于膝部下方或踝部。通过屈髋，降低腹部，向前滚动瑞士球。保持 3～5 s，并缓慢返回。

（六）瑞士球腹部卷曲训练

动作目的：锻炼腹部肌肉。

主要参与肌肉：腹横肌、腹直肌、臀大肌。

动作要点：将瑞士球置于腰部生理弯曲处，呈架桥姿势，膝部弯曲呈 90°，双脚分开与肩同宽，膝、髋、肩在一条直线上。训练时躯干上抬，收紧腹部，同时保持骨盆中立位，将肚脐拉向脊柱。

注意：训练时保持瑞士球静止，同时保持正常呼吸。

增加难度：可通过改变手部放置位置增加训练难度。

（七）架桥姿势下的球上腹部斜向卷曲训练

动作目的：锻炼腹部肌肉。

主要参与肌肉：腹横肌、腹直肌、同侧的腹内斜肌和对侧的腹外斜肌。

动作要点：双脚着地，借助瑞士球完成架桥姿势，瑞士球应位于下背部生理弯曲处，膝部保持 90° 弯曲，髋部伸展，手臂在前胸部处交叉放置。训练时单肩向上挺起躯干，使腹部紧张，训练时应保持背部与瑞士球接触。保持 3～5 s，并缓慢返回。

注意：训练时不应让球来回移动。

增加难度：可通过将手部置于头后增加训练难度。

（八）坐姿瑞士球腹部斜拉训练

动作目的：锻炼腹肌与背肌，提高坐位稳定性。

主要参与肌肉：腹横肌、腹直肌、竖脊肌、臀肌。

动作要点：端坐于瑞士球之上。身体后倾，背部挺直，保持腹部紧张。单臂向外、向后伸展，躯干挺直。保持 3～5 s，并缓慢收回手臂，对侧手重复上述动作。完成动作时瑞士球不应移动。

（九）仰卧瑞士球腹部卷曲训练

动作目的：锻炼腹部肌肉。

主要参与肌肉：腹横肌、腹直肌。

动作要点：仰卧于地板之上，瑞士球置于脚踝及小腿处，保持膝部呈90°弯曲，手臂于前胸处交叉。腹部用力，向上抬起躯干，直至肩胛骨离开地面。保持3～5 s，并缓慢返回。

注意：训练时不应让瑞士球来回移动。

增加难度：可通过将手部置于头后增加训练难度。

（十）仰卧腹部斜向卷曲训练

动作目的：锻炼腹部肌肉。

主要参与肌肉：腹横肌、腹直肌、同侧的腹内斜肌和对侧的腹外斜肌。

动作要点：仰卧于地板之上，瑞士球置于脚踝及小腿处，保持膝部呈90°弯曲，手臂于前胸处交叉。腹肌用力，单侧肩部带动躯干向上抬起，使躯干发生轻微扭转。保持3～5 s，并缓慢返回。

注意：完成动作时瑞士球应保持静止。

增加难度：可通过将手部置于头后增加训练难度。

（十一）仰卧直腿夹球训练

动作目的：锻炼腹肌、髂腰肌。

主要参与肌肉：腹直肌下部、腹内斜肌、腹外斜肌、髂腰肌。

动作要点：仰卧，双膝分开，两腿伸直，将瑞士球夹于小腿下方，两手置于体侧保持平衡。腹部紧张，保持固定，眼睛看正上方，头不动。两脚夹起瑞士球，直至大腿与地面垂直。保持 3～5 s，并缓慢返回。

注意：瑞士球在双腿之间夹紧，不能来回移动。

第六节　渐进性功能训练法

一、上肢渐进性功能训练

（一）胸大肌和三角肌前束

1. 肌肉独立训练

（1）仰卧位短杠杆飞鸟。

患者仰卧，双膝弯曲，确保脊柱、颈部和肩胛骨处于自然中立状态。接下来，将双臂向上举起至与肩同高，形成 90° 的肩关节屈曲，上臂垂直于地面，同时肘部保持轻微弯曲。患者应平稳地向身体两侧展开双臂，肘部始终维持弯曲状态，随后将双臂缓慢恢复至起始位置。

（2）仰卧位长杠杆飞鸟。

患者仰卧，双膝弯曲，保持脊柱、颈部和肩胛骨的中立位。双臂向上举起至与肩同高，肩关节屈曲 90°，上肢垂直于地面，肘部略微弯曲。随后，患者应平稳地向身体两侧展开双臂，直至达到水平位置。在这一过程中，患者会感觉肩部和胸部肌肉的逐渐紧张起来。随后患者应将双臂缓慢恢复至起始姿势。

2. 肌肉独立抗阻训练

（1）仰卧位短杠杆抗阻飞鸟。

患者仰卧，膝盖弯曲，确保脊柱、颈部和肩胛骨处于自然中立状态。训练开始时，双臂弯曲呈 90°，垂直于身体两侧。接着，平稳地向身体两侧展开双臂，同时保持肘关节的弯曲状态。当手臂展开至与身体呈一直线时，感受肌肉的收缩，然后缓慢回到起始位置。

（2）半卧位短杠杆抗阻飞鸟。

患者处于半卧位，躺在有一定倾斜角度的支撑面上，腹肌收紧，同时保持脊柱、颈部和肩胛骨的中立状态。起始动作是双臂垂直于地面，肘关节微微弯曲，然后缓慢向两侧展开双臂，直至上臂与胸部齐平。此时患者应用力收缩胸肌，再慢慢回到起始位置。

3. 加入功能训练体位

（1）站立位弹力管练习。

患者面对墙面固定点或搭档站立，双手交叉握住弹力管，双脚前后分开。将弹力管置于肩关节前方，让其贴合上臂下方。保持身体从头到脚呈一直线。腹部收紧，维持脊柱、颈部、骨盆和肩胛骨的自然位置，随后向前推出弹力管。

（2）仰卧位瑞士球飞鸟。

患者仰卧于瑞士球上，确保肩关节、颈部和头部贴合球面，下肢伸直并与上身保持平行。臀部和腹部肌肉保持紧绷。训练开始时，患者双臂弯曲呈90°，上肢垂直于地面，肘关节微曲。随后，缓缓展开双臂并降低高度，同时保持肘关节稳定，接着将双臂收回至起始位置。

4. 功能和阻力的联合增加

（1）坐位拉力器练习。

患者坐于板凳上，确保脊柱、颈部和肩胛骨保持稳定。双臂平举至胸前，模拟飞鸟姿势，向两侧拉动手柄，同时收紧胸肌。患者在训练时要注意控制动作幅度，避免过度拉伸。

（2）站位无轨迹训练器飞鸟。

患者背对训练器，双脚分开站立，从头部到脚跟保持直线，膝关节自然微弯。收紧腹肌，保持脊柱、颈部和肩胛骨的中立位。手肘微曲，将手柄从胸部前方向两侧拉动，同时收缩胸肌。患者在拉伸时应注意控制力度，不宜做出幅度过大的动作。

5. 对多个肌群增加阻力，挑战核心稳定性

（1）俯卧撑。

使身体由头到足保持在一条直线上，整个身体平直，保持中立位。

（2）瑞士球上的俯卧撑。

俯卧于瑞士球上，用手支撑向前移动成俯卧撑体位，瑞士球在足背（鞋带位置）或脚趾下支撑。俯卧撑起时臀肌和腹肌收缩，身体平直，颈部在中立位。若

要增加训练难度，可以令患者一侧足支撑在瑞士球上，另一侧悬空，完成俯卧撑。

6. 加入平衡，增加功能性挑战、速度和（或）旋转运动

（1）瑞士球上的俯卧撑加下肢屈伸。

俯卧于瑞士球上，用手支撑向前移动成俯卧撑体位，瑞士球在足背（鞋带位置）下支撑。俯卧撑起时臀肌和腹肌收缩，身体平直，颈部在中立位。俯卧撑起后，屈曲髋关节和膝关节，并带动瑞士球前进，接着伸直髋关节和膝关节，再做俯卧撑。

（2）俯卧撑加交替转体侧展。

在地板上完成一个完整的俯卧撑。撑起，转体侧展身体，由一侧上肢和脚负重支撑。停留并保持平衡，然后回到双手支撑做俯卧撑。交换到另一侧，保持骨盆、脊柱、颈部和肩胛骨在中立位，腹肌收紧。

（二）斜方肌中束、菱形肌和三角肌后束

1. 肌肉独立训练

（1）俯卧位短杠杆飞鸟。

患者处于俯卧位，面部朝下，颈部、脊柱和骨盆在中立位，收腹。上肢外展与躯干呈90°，肘关节屈曲90°。后缩肩胛骨，双上肢抬离地面。收缩斜方肌中束和菱形肌。

（2）俯卧位长杠杆飞鸟。

患者处于俯卧位，面部朝下，颈部、脊柱和骨盆在中立位，收腹。上肢外展与躯干成90°，后缩肩胛骨，双上肢抬离地面。

2. 肌肉独立抗阻训练

（1）坐位飞鸟。

患者处于坐位，阻力点与肩同高，肩关节前屈90°抓握训练器。脊柱和颈部保持在中立位，肩关节水平后伸，收缩斜方肌中束和菱形肌，后缩肩胛骨，避免弯腰。

（2）俯卧位抗阻飞鸟。

患者俯卧在治疗床上，腹肌收缩，肋骨和髋关节与垫子相接触。保持上肢垂直于躯干，后缩肩胛骨，抬起上肢。在肩胛骨后缩时收缩三角肌后束。

3. 加入功能训练体位

（1）坐位水平划船。

患者处于坐位，下肢位于体前，膝关节微屈。保持脊柱和颈部在中立位，可以坐在垫子上。将弹力管环绕于脚底后交叉，手掌向下，肘关节向外，肩关节外展 80°～90°，完成水平划船运动并后缩肩胛骨。

（2）瑞士球上的俯身短杠杆飞鸟。

患者俯卧在瑞士球上，由腹部支撑。从头到足保持平直，颈部、脊柱和骨盆在中立位。肩关节外展 90°，肘关节屈曲 90°。收缩斜方肌中束、菱形肌和三角肌后束，后缩肩胛骨。

4. 功能和阻力的联合增加

（1）瑞士球上的俯身抗阻飞鸟。

换着俯卧在瑞士球上，由腹部支撑。从头到足保持平直，颈部、脊柱和骨盆在中立位。肩关节外展 90°，肘关节微屈，手掌向下并抓哑铃负重（可选择对抗自身手臂的重量）。收缩斜方肌中束、菱形肌和三角肌后束，后缩肩胛骨。

（2）滑轮单侧俯身飞鸟

患者双脚平行分开，与肩同宽，站立在滑轮单元旁边。以髋关节为轴弯曲身体，不运动侧的手可以支撑在同侧大腿上。收缩腹肌，保持脊柱和颈部在中立位。抓住滑轮手柄，完成单侧的俯身飞鸟，保持肘关节微屈，腕关节伸直，肩关节平直。

5. 对多个肌群增加阻力，挑战核心稳定性

俯身抗阻划船：患者处于站位，双脚平行，与肩同宽，以髋为轴，保持脊柱和颈部在中立位，收腹。分四步完成一个划船动作。

（1）扩胸，肘关节向上移动。

（2）后缩肩胛骨。

（3）放松肩胛骨。

（4）回到起始位置。

斜方肌中束、菱形肌和三角肌后束收缩参与动作。

6. 加入平衡，增加功能性挑战、速度和（或）旋转运动

交替弓箭步的水平划船：固定弹力管，患者在下肢进行交替弓步时，双手

抓住弹力管完成一个水平（高位）划船动作，肘关节向上，肩关节外展 80° ～ 90°。注意后缩肩胛骨。

（三）背阔肌

1. 肌肉独立训练

（1）俯卧位肩关节伸展。

换着俯卧于长凳上（可倾斜），骨盆、脊柱、颈部和肩胛骨保持在中立位，收腹。上肢放松，肩关节呈屈曲位垂直于地面。收缩背阔肌，完成双侧肩关节伸展的动作。

（2）仰卧位肩关节伸展。

患者仰卧于长凳上，垫高双脚，保持骨盆、脊柱和颈部在中立位。肩关节屈曲，使上肢举过头顶呈水平位，然后收缩背阔肌，伸展肩关节，使上肢移至垂直位。

2. 肌肉独立抗阻训练

（1）俯卧位肩关节抗阻伸展。

患者俯卧于长凳上（可倾斜），骨盆、脊柱、颈部和肩胛骨保持在中立位，收腹。手持哑铃，上肢放松，肩关节呈屈曲位垂直于地面。收缩背阔肌，完成双侧肩关节伸展的动作。

（2）仰卧位肩关节抗阻伸展。

患者仰卧于长凳上，垫高双脚，保持骨盆、脊柱和颈部在中立位。手持弹力管，肩关节屈曲使上肢举过头顶呈水平位，然后收缩背阔肌，伸展肩关节，使上肢移至垂直位。

3. 加入功能训练体位

（1）站位肩关节抗阻伸展。

患者双脚分开，弓步站立，保持头到脚跟呈一条直线。不活动侧的手支撑在同侧的大腿上。收腹，保持骨盆、脊柱、颈部和肩胛骨在中立位。肩关节平正，同时收缩背阔肌，完成肩关节伸展的动作。

（2）站位肩关节内收。

将弹力管固定在高处，患者抓住手柄，双足分立，头到脚跟保持一条直线，骨盆、脊柱、颈部和肩胛骨在中立位，收腹。收缩背阔肌，上肢稍微在冠状面之前，完成肩关节内收的动作。

4. 功能和阻力的联合增加

（1）站位滑轮肩关节抗阻伸展。

患者面对高位滑轮站立，双足分立，头到脚跟保持一条直线，骨盆、脊柱、颈部和肩胛骨在中立位，收腹。不活动侧的手放在同侧的大腿上支撑。活动侧的手抓住手柄，进行全范围的肩关节伸展，收缩背阔肌，保持躯干完全直立。

（2）瑞士球上的俯卧肩关节抗阻伸展。

患者俯卧，腹部在瑞士球上支撑，头到脚跟保持一条直线，将弹力管固定在墙上（或高杠杆、杠铃上），抓住手柄，肩关节屈曲。收缩背阔肌，呼气，进行肩关节全范围伸展，再慢慢回到起始位置。

5. 对多个肌群增加阻力，挑战核心稳定性

站位前倾划船：患者双脚分开，与肩同宽，自然直立，收腹。脊柱和颈部在一条直线上。上半身以髋关节为轴略微向前倾斜，收缩背阔肌，双侧划船，上臂紧贴身体两侧，一直保持躯干稳定。

6. 加入平衡，增加功能性挑战、速度和（或）旋转运动

单侧平衡站立的低位划船：患者单脚平衡站立在平衡垫上，收腹，骨盆、脊柱和颈部保持在中立位。将不活动侧的手放在同侧大腿上支撑。面对低位滑轮，抓住手柄在低位划船，上臂紧贴肋骨。保持肩关节水平和躯干稳定。

二、下肢渐进功能性训练

（一）股四头肌和髂腰肌

1. 肌肉独立训练

（1）坐位单侧膝关节伸展。

患者在训练时要注意保持脊柱、骨盆、肩胛骨和颈部的中立位状态，注意控制练习侧膝关节的伸展速度。

（2）坐位股四头肌收缩。

患者保持坐位，用毛巾垫起训练侧膝关节，运用坐骨保持身体平衡，保持脊

柱和颈部呈一条直线，在此基础上将膝关节充分伸展，并缓慢收缩股四头肌。

2. 肌肉独立抗阻训练

（1）仰卧位抗阻膝关节伸展/髋关节屈曲。

患者平躺在地面上，保持脊柱、骨盆和颈部的自然中立位置。收腹，确保身体稳定，随后将一侧膝关节屈曲，作为支撑点，另一侧腿准备进行练习。训练时，患者应先将活动侧大腿屈曲约45°，然后缓慢地伸直膝关节。在整个动作过程中，患者要保持脊柱、骨盆和颈部的稳定。在髋关节屈曲训练过程中，患者应采用与膝关节伸展相同的仰卧位，将活动侧的腿先平放在地板上，然后轻轻地抬起，使髋关节屈曲约45°，再缓慢地将下肢放回起始位置。

（2）坐位抗阻单侧膝关节伸展。在训练开始前，患者应坐直，确保脊柱、骨盆、颈部和肩胛骨都处于中立状态。这样有助于保持身体的平衡和稳定。在保持坐姿稳定的前提下，患者可以缓慢地伸展练习侧的膝关节。值得注意的是，在整个训练过程中，患者要控制速度，确保动作平稳且有力，稳定地收缩股四头肌，以加强大腿前侧的力量。

3. 加入功能训练体位

（1）瑞士球单侧膝关节伸展练习。

患者需坐于瑞士球上，确保骨盆、脊柱、肩胛骨及颈部均处于中立位置。此时，患者应运用坐骨保持身体平衡。在练习过程中，患者需维持髋部及躯干的稳定，通过收缩股四头肌来伸展活动侧的膝关节。

（2）瑞士球靠墙蹲起练习。

患者需背对墙壁站立，将瑞士球置于腰部，确保骨盆、脊柱、肩胛骨及颈部均处于中立状态。随后，患者应将双脚置于适当位置，确保在下蹲时膝关节弯曲角度不超过90°，患者双脚分开的宽度应与肩同宽，且膝关节应朝向第二脚趾尖的方向。值得注意的是，患者下蹲时要避免髋关节下降至膝关节以下。

4. 功能和阻力的联合增加

（1）瑞士球上的坐位抗阻膝关节伸展。

训练需在瑞士球上进行，患者需确保骨盆、脊柱、肩胛骨及颈部均处于中立状态，运用坐骨保持身体平衡。同时，患者需在两脚踝间系上一条弹性带以增加阻力。在训练过程中，患者需保持髋部水平，并维持躯干的稳定，缓慢地进行活动侧膝关节的伸展动作和收缩股四头肌动作。

（2）单侧站立的抗阻膝关节伸展。

患者站立，确保骨盆、脊柱、肩胛骨和颈部均在中立位。支撑侧的膝关节微屈髋，部保持水平，收腹，脚踝间系一条弹性带。活动侧的髋关节屈曲，膝关节伸直和弯曲，收缩伸膝肌群和屈髋肌群，保持躯干稳定。

5. 对多个肌群增加阻力，挑战核心稳定性

（1）训练器上的大腿蹬伸。

患者坐（或躺）在训练器上，使骨盆、脊柱、肩胛骨和颈部保持良好的中立状态。腹肌保持收缩，屈髋屈膝。呼气，同时平缓地伸展髋关节和膝关节，收缩股四头肌、臀肌和腘绳肌。

（2）持壶铃半蹲。

患者站立，髋关节外旋（即向外转），足尖与膝关节指向同一方向，双足间距离比肩稍宽，骨盆、脊柱、肩胛骨和颈部保持在中立位，收腹。双手持壶铃。两侧膝关节屈曲，朝第二脚趾的方向蹲下，注意不要让膝关节超过脚尖（如果发生这种情况，可以横向迈步使双脚间距离加大）。返回到起始位置，收缩股四头肌、臀肌、腘绳肌和内收肌。

6. 加入平衡，增加功能性挑战、速度和（或）旋转运动

（1）蹲起至推举过头顶。

患者站立，双足分开与髋或肩同宽，骨盆、脊柱、肩胛骨和颈部在中立位对齐；手持杠铃横放于肩部，不接触颈部。下蹲，以髋关节为轴，保持骨盆、脊柱和颈部在中立位，同时收腹。髋部和尾椎骨向后移动，使膝关节始终位于足尖之后。回到起始位置，收缩股四头肌、臀肌和腘绳肌。同时向上推举杠铃超过头顶。保持躯干稳定。

（2）瑞士球上的弓箭步蹲起。

患者站立，后脚放在瑞士球的中心上，同侧手握持哑铃，对侧手握持平衡棒或扶墙以支撑体位。骨盆、脊柱、肩胛骨和颈部始终保持在中立位。进行弓箭步蹲起，同时后侧脚在球上向后滚动，前侧膝关节屈曲不超过90°。保持髋部和肩部水平正直，收腹。

（二）腘绳肌和臀大肌

1. 肌肉独立训练

（1）仰卧收臀。

患者处于仰卧位，双膝屈曲，双足平放在地板上。骨盆、脊柱、肩胛骨和颈部在中立位，收腹。收缩臀部肌肉，保持后背中部紧贴地板，同时呼气。

（2）俯卧髋关节伸展。

患者处于俯卧位，骨盆、脊柱在中立位，颈部和脊柱在一条直线上，前额向下。保持髋部水平贴于垫子上，收腹。收缩臀肌和腘绳肌，练习侧髋关节伸展，可以在髋关节伸展的同时屈曲膝关节增加难度。回到起始位置，保持髋部水平和背部不动。

2. 肌肉独立抗阻训练

俯卧抗阻膝关节屈曲：患者处于俯卧位，骨盆和脊柱在中立位，颈部和脊柱在一条直线上，前额向下，两脚踝之间系一条弹性带。保持髋部向下和水平，收腹。收缩臀肌和腘绳肌，练习侧髋关节伸展，可以在髋关节伸展的同时屈曲膝关节增加难度，回到起始位置，保持髋部水平和背部不动。

3. 加入功能训练体位

（1）肘膝位髋关节伸展。

患者处于肘膝位，四点支撑起始，骨盆和脊柱在中立位，头部、颈部与脊柱保持在一条直线上，同时保持腹部收紧。练习侧膝关节维持屈曲状态下进行髋关节伸展，同时保持髋部水平和脊柱完全不动，自始至终收缩腘绳肌和臀肌。

（2）站位髋关节伸展。

患者单脚站立，支持侧的膝关节自然直立，骨盆、脊柱、肩胛骨和颈部在中立位，收腹。手持平衡棒、扶手或墙以支撑体位。练习侧的下肢向后进行髋关节伸展，同时保持髋部水平，背部和躯干不动。

4. 功能和阻力的联合增加

（1）站位抗阻髋关节伸展。

患者单脚站立，支撑侧的膝关节自然直立，骨盆、脊柱、肩胛骨和颈部在中立位，收腹，两脚踝间系一条弹性带。活动侧的下肢向后伸髋或屈膝，同时保持髋部水平、背部和躯干不动。

（2）瑞士球上的仰卧膝关节屈曲。

患者处于仰卧位，脚后跟放在瑞士球上。抬起臀部形成平板体位，骨盆和脊柱在中立位，臀肌和腹肌收缩，颈部在地板上伸展和放松。保持髋部水平，屈膝并用脚跟向臀部滚动瑞士球，收缩腘绳肌，伸直双腿，保持平板体位和躯干稳定。

5. 对多个肌群增加阻力，挑战核心稳定性

前平举站位髋关节伸展：患者单脚站立，支撑侧的膝关节自然直立，骨盆、脊柱、肩胛和颈部在中立位，收腹，两脚踝间系一条弹性带。活动侧向后髋关节伸展，保持髋部水平，背部和躯干不动。同时两侧上肢完成前平举，保持肩胛骨下降和颈部伸展。

6. 加入平衡，增加功能性挑战、速度和（或）旋转运动

瑞士球上的俯卧抗阻髋关节伸展：将瑞士球置于长凳上，患者俯卧于长凳上的瑞士球上，瑞士球的位置在下腹和髋部；双手抓住长凳，保持骨盆、脊柱、肩胛骨和颈部在中立位，髋部水平。两侧髋关节伸展，收缩腘绳肌和臀肌，可以利用滑轮、弹性带或同伴徒手施加阻力进行抗阻练习。

三、躯干渐进性功能训练

（一）腹部肌群

1. 肌肉独立训练

肌肉独立训练分为卷腹和斜卷腹两个动作，两个动作的要点具体如下。

卷腹：患者仰卧，将双脚放在凳子上以减轻腰部压力，运用腹部肌肉的力量使身体卷曲，将卷曲幅度控制在30°～40°，在训练过程中始终保持头部、颈部、肩部呈一条直线。

斜卷腹：与卷腹一样，斜卷腹时患者也要仰卧，将双脚放到凳子上以减轻腰部压力，运用腹部肌肉的力量使身体卷曲，将卷曲幅度控制在30°～40°，而与卷腹动作不同的是，在做斜卷腹训练时，患者需将躯干移向对角线方向，同时保持腿部不动，头部、颈部、肩部呈一条直线。

2. 肌肉独立抗阻训练

肌肉独立抗阻训练以卷腹动作为基础，在难度上比普通卷腹和斜卷腹大，分

为增加难度的卷腹和极限卷腹，两个动作的要点具体如下。

增加难度的卷腹：患者仰卧，但不再将双脚放在凳子上，而是处于悬空状态，并将双手放在头上来增加难度，运用腹部肌肉的力量使身体卷曲，将卷曲幅度控制在30°～40°。同时，患者的下颌和胸部应保持一拳距离。

极限卷腹：患者仰卧，双脚保持悬空状态，双手放在头上，脊柱两端共同发力卷曲，腿部保持稳定，头部、颈部、肩部呈一条直线。

3. 加入功能训练体位

考虑到站位或坐位的训练项目对腹部的作用普遍不明显，因此在锻炼腹部肌群时通常不加入功能训练体位。如果患者情况特殊，比如怀孕三个月以上，则可以进行一些站位练习，减轻对孕妇的身体负担。

4. 功能和阻力的联合增加

滑轮跪位卷腹练习：训练时，患者需从颈部两侧牢牢握住绳子。随后以跪立的姿势稳定好身体，确保髋部、腿部及骨盆均保持固定不动。通过脊柱的屈曲动作，让肋骨逐渐靠近骨盆。在此过程中，患者呼气时应当有意识地收缩腹壁。

站位抗阻斜卷腹训练：训练时，患者需背对训练器站立，并确保整个下肢稳定，膝关节保持自然直立状态。为了防止髋关节的屈曲，患者需要收紧臀部肌肉。同时，患者在呼气时要保持头部、颈部、脊柱呈一条直线，收紧腹壁，带动躯干上部向对角线方向移动。

5. 对多个肌群增加阻力，挑战核心稳定性

自行车练习：患者仰卧，保持头部、颈部、肩部呈一条直线，上背部缓慢卷曲30°～40°，在保持下背部不动的情况下缓慢旋转上背部脊柱，并交替活动两侧膝关节。

仰卧体前屈：患者仰卧，一侧下肢抬起，对侧膝盖弯曲，脚始终放在地面上，上背部缓慢卷曲30°～40°，双手尽力前伸摸到踝或足，在整个训练过程中保持下背部稳定。

6. 加入平衡，增加功能性挑战、速度和（或）旋转运动

瑞士球卷腹：患者可选择上倾、下倾等多个体位，也可以灵活调整动作难度，如果患者背部不宜剧烈运动，则应注意动作幅度。

（二）竖脊肌

1.肌肉独立训练

俯卧脊柱伸展：患者俯卧，颈部与脊柱呈一条直线，练习时腹部和臀部收紧，髋部和肋部最低处保持在垫子上，抬起躯干上部，同时维持在合适的颈部位置。

改良俯卧脊柱伸展：该动作的大部分要求与俯卧脊柱伸展动作相同，但抬起躯干上部的发力部位改为下背部肌群，同时用肘部支撑上半身。

2.肌肉独立抗阻训练

增强俯卧脊椎拉伸：患者平躺，确保颈部与脊椎呈一条直线，下巴略微内收。将双臂举过头顶，这样可以增加拉伸的幅度和力度。在练习过程中，患者应保持髋部和肋骨最低处接触垫子，然后抬起上半身，同时注意保持颈部的正确姿势。

俯卧交替脊椎拉伸：患者平躺，颈部与脊椎保持一条直线，下巴微微内收。保持身体中部稳定不动，然后平稳地抬起一侧手臂和另一侧腿。在动作进行时，患者头部和脊椎应始终保持直线，并自然地随着动作起伏。

3.加入功能训练体位

由于在站位或坐位很难简单地训练到竖脊肌，所以竖脊肌的渐进性功能训练不加入功能训练体位。

4.功能和阻力的联合增加

俯卧伸展练习：患者处于俯卧位，躯干屈曲约90°，在腘绳肌协助下用下背部肌群伸展躯干，练习时可以轻微过伸（10°～15°）。

5.对多个肌群增加阻力，挑战核心稳定性

俯卧脊柱伸展与肩胛骨回缩加强练习：患者俯卧，确保颈部和脊柱保持一条直线，下巴微微内收，将双臂举过头顶。做动作时，臀部和大腿根部始终贴紧垫子，然后抬起上半身。同时，用力收缩肩膀中部的肌肉和菱形肌，让肩胛骨向背部靠拢。

普拉提式游泳：患者俯卧，脚趾轻轻触地，双腿伸直，下巴微收，双臂向前伸直举过头顶。随后同时抬起左臂和右腿，保持脊柱伸直，颈部不前伸也不后仰，像游泳一样摆动手臂和腿。整个过程中，患者的臀部和大腿根部都要紧贴垫子，保持身体稳定。

6.加入平衡，增加功能性挑战、速度和（或）旋转运动

瑞士球上的脊柱伸展：患者俯卧，在腹部放一个瑞士球，在颈部保持中立位的状态下伸展脊柱，若患者想要增加难度，可以将手放在头顶或仅用一侧下肢支撑。

参考文献

[1] 刘楠 . 运动损伤康复训练研究 [M]. 天津：天津科学技术出版社，2023.

[2] 付东阁 . 大学生常见运动伤病防治与体质健康锻炼 [M]. 长春：吉林大学出版社，2022.

[3] 封颖璐 . 常见运动损伤中医适宜技术 [M]. 北京：军事科学出版社，2022.

[4] 刘建进，沈翔，唐芳武 . 大学生体育运动 [M]. 青岛：中国海洋大学出版社，2022.

[5] 封颖璐，张瀚文 . 常见运动损伤特效穴位图谱 [M]. 北京：军事科学出版社，2022.

[6] 李彦林，蔡国锋，王国梁 . 骨关节疾病康复运动处方 [M]. 昆明：云南科技出版社，2022.

[7] 王雪强 . 跑步损伤预防和康复图解 [M]. 上海：上海科学技术出版社，2021.

[8] 徐永胜 . 半月板损伤诊疗与康复 [M]. 赤峰：内蒙古科学技术出版社，2020.

[9] 马金，王小兵，黄先平 . 运动疗法技术 [M]. 武汉：华中科技大学出版社，2020.

[10] 王艳，朱路文 . 肌动学 [M]. 北京：中国中医药出版社，2020.

[11] 李宏云，华英汇 . 足踝运动损伤 2023 年度研究进展 [J]. 医用生物力学，2024，39（2）：197-206.

[12] 骆双双 . 舞蹈运动员运动损伤预防及康复策略研究 [J]. 当代体育科技，2024，14（10）：10-12；33.

[13] 周光海，熊玲，杨谦 . 体育训练中运动损伤的原因及预防策略 [J]. 当代体育科技，2024，14（10）：23-25.

[14] 赵芳，胡鹏 . 体育舞蹈运动损伤与运动康复 [J]. 当代体育科技，2024，14（7）：8-10.

[15] 吴羽平 . 运动康复生物力学在运动损伤和康复中应用研究 [J]. 体育世界，2024（2）：144-146；162.

[16] 罗丹 . 认知行为干预对高校篮球运动员运动损伤的影响研究 [J]. 通化师范学院学报，2023，44（12）：84-90.

[17] 李明，雷蕙芃，王福秋 . 体校训练中的运动损伤与康复手段研究 [J]. 当代体育科技，2023，13（31）：9-13.

[18] 何雯霞 . 运动损伤后康复运动方案对肌骨功能的影响与评价方法探索 [J]. 体育世界，2023（10）：146-148；155.

[19] 郝晶晶，孙菁，白东，等 . 跑步相关运动损伤研究进展 [J]. 健康体检与管理，2023，4（4）：380-388.

[20] 李宗元 . 试论体育锻炼中运动损伤的预防 [J]. 田径，2023（10）：81-83.

[21] 李泰昆 . 广西高校田径专项运动员运动损伤成因分析及预防研究 [D]. 南宁：广西大学，2023.

[22] 杨晓翠 . 我国高水平女子水球运动员肩部运动损伤的研究 [D]. 成都：成都体育学院，2023.

[23] 陈伟伦 . 中国冲浪运动员运动损伤调查与预防策略研究 [D]. 武汉：武汉体育学院，2023.

[24] 黄桂华 . 黑龙江省高校高山滑雪课运动损伤成因及预防对策 [D]. 哈尔滨：哈尔滨体育学院，2023.

[25] 陈可 . 中国专业乒乓球运动员运动损伤特征及预防研究 [D]. 上海：上海体育学院，2023.

[26] 刘彦君 . 水中运动疗法对排球运动员膝关节损伤康复的应用研究 [D]. 哈尔滨：哈尔滨体育学院，2022.

[27] 赵亮宇 . 运动联合超声波在肩袖损伤康复治疗中的应用研究 [D]. 郑州：郑州大学，2022.

[28] 张艳琦 . 运动损伤康复机器人机构设计研究 [D]. 北京：北京石油化工学院，2020.

[29] 张建.康复训练对肩袖损伤男子网球运动员肩关节肌肉力量的影响 [D].北京：北京体育大学，2020.

[30] 吴瑾龙.消防员运动损伤的筛查与纠正研究 [D].西安：陕西师范大学，2020.